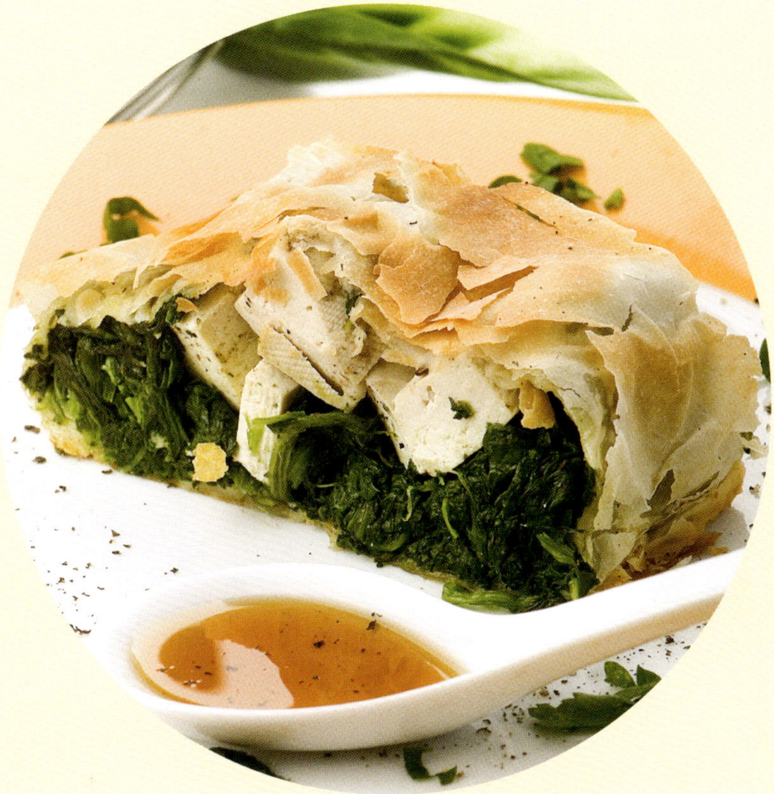

# Laktose Fruktose

Gesund genießen trotz Unverträglichkeiten

## Widmung

Widmen möchte ich dieses Buch meiner Mutter,
Maria Kramer,
deren Meisterschaft im Herstellen von außergewöhnlich verzierten Torten und köstlichem Backwerk mich von klein auf faszinierte.

## Dank

Ich danke meiner Familie, Sarah und Hannes, für die große Unterstützung.

Weiters gilt mein Dank: Dr. Yali Sui, Mag. Peter Fessl, Hannelore Hofer, Maria List, Maria Pensold, Maria Greiner, Notburga Coronabless, Erika Leberl, Ursula Kramer, Niki Lederer, Herta Maria Tutz, Dr. Siegfried Kramer, Mag. Norbert Kramer, Kirsten Ives, Dr. Maria Brunner-Hantsch, Renate Stix, dem Verlagsteam in Leoben, im Besonderen Frau Martina Schäffer, und den Arbeitskollegen meiner Tochter, die sich als „Vorkosterteam“ zur Verfügung stellten.

**Herta Kramer-Priesch**



ISBN 978-3-7088-0039-4


Lobkowitzpl. 1, 1010 Wien
www.kneippverlag.com

Autoren: Herta Kramer-Priesch, Diplompädagogin
Univ.-Doz. Mag. Dr. Ingrid Kiefer

Bildnachweis: Brand X: Umschlag
Digital Vision: 19
Foto Bárci, Wien: 1, 3, 22, 31, 41, 47, 59, 63, 79, 83, 87, 93, 95, 99, 107, 119, 128
MEV: 6, 9
Photo Alto: Umschlag, 12

Layout, Satz, technische Bearbeitung: Kneipp-Verlag GmbH, WOW!-Werbeoffice Wilbold

Druck: Theiss GmbH, A-9431 St. Stefan

4. Auflage, Wien, August 2008

# Inhalt



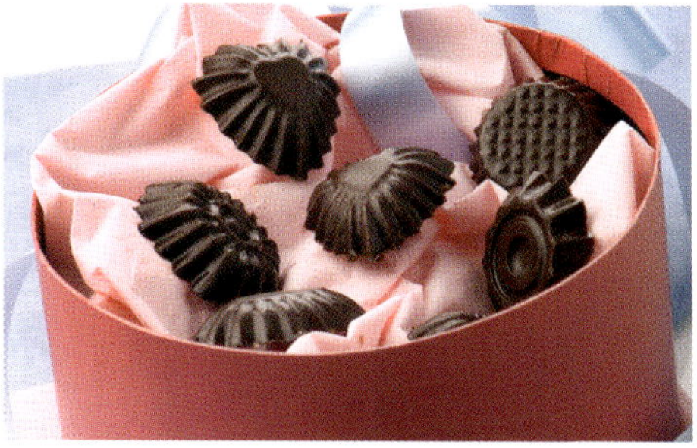

# Einleitung

Man kann davon ausgehen, dass viele Menschen Probleme mit der Aufnahme von Fruktose und Laktose haben.

In meiner Familie treffen Laktose- und Fruktoseunverträglichkeit sowie eine Reihe von Nahrungsmittelallergien (z. B. Weizenallergie) aufeinander. Da die Diagnosen ziemlich rasch aufeinander folgten, durchlebten wir eine ratlose Zeit, bis der Umgang mit den neuen Ernährungsmöglichkeiten gut gelang.

Wiederholte Erlebnisse im Wartezimmer meiner Ärztin waren dann der Anlass für diese Rezept-Sammlung. Ich erlebte die Ratlosigkeit vieler Betroffener, als sie von ihren Unverträglichkeiten erfuhren. Meist kam die Frage: „Was kann ich denn überhaupt noch essen?“ und viele hatten die Befürchtung, von allen lukullischen Genüssen des Lebens ausgeschlossen zu sein.

Dass dem nicht so ist, bestätigen meine selbst erprobten Rezepte.

Durch die Weizenallergie meiner Tochter veranlasst, wurden alle Gerichte (mit Ausnahme jener, in denen fertiger Blätterteig verwendet wird) sowohl mit Dinkel- als auch mit Weizenmehl erprobt. Wenn statt Weizenmehl glattes Dinkelmehl bzw. Dinkelprodukte verwendet werden, dann sind die Rezepte auch für Weizenallergiker geeignet.

## Allgemeines zu den Rezepten

**Backaromen:** Ich verwende Aromen auf Ölbasis.

**Backtemperaturen:** Bei Angaben über Backtemperaturen ist immer Vorbehalt angebracht, da je nach Herdart Unterschiede auftreten können.

**Champignons:** Manche Menschen vertragen Champignons gut, ich empfehle, sie vorsichtig in kleinen Mengen zu erproben.

**Haushaltszucker:** Die Rezepte sind ausschließlich mit Traubenzucker oder Reismalz erprobt.

**Herkunft der Lebensmittel:** Ich verwende nach Möglichkeit biologische Lebensmittel und achte besonders beim Fleisch auf die Herkunft.

**Laktosefreie Milch:** Alle Rezepte, für die Milch gebraucht wird, sind mit ungezuckerter Sojamilch angegeben. Selbstverständlich kann auch laktosefreie Milch verwendet werden, wenn der süßere Geschmack der laktosefreien Milch nicht stört.

**Margarine:** In Reformgeschäften werden hochwertige Margarineprodukte ohne Laktose und Fruktose und mit hohem Anteil an ungesättigten Fettsäuren angeboten.

**Mehl:** Da in meiner Familie zur Laktose- und Fruktosemalabsorption auch noch einige Allergien (Weizen, Hafer, Roggen, Gerste, ...) dazukommen, bereite ich grundsätzlich alle Speisen mit ausgesiebtem (vom Biobauern) oder glattem Dinkelmehl zu, genauso gut kann Weizenmehl verwendet werden.

Bei Brotrezepten soll allerdings die angegebene Mehlart verwendet werden.

**Nudeln:** Ich verwende aufgrund der Weizenallergie meiner Tochter Dinkelteigwaren. Personen mit Laktose- und Fruktosemalabsorption können ohne weiteres Weizennudeln verwenden.

**Oliven:** Bei Verwendung von Oliven ist darauf zu achten, dass sie nicht in Essig, sondern entweder in Öl oder Salzlake eingelegt sind.

**Shii-Take-Pilze:** Diese Pilze findet man bei uns fast ausschließlich getrocknet. Bei deren Verwendung muss die Quelldauer von ca. 60 Minuten berücksichtigt werden. Auch hier gilt, es mit kleinen Mengen zu versuchen, ob sie vertragen werden.

**Salate:** Für die Marinade verwende ich Zitronensaft und Öl (auch Kernöl).

**Sojamilch:** Achten Sie beim Kauf von Sojamilch darauf, dass Sie Milch ohne Zuckerzusatz erwerben.

**Speck:** In manchen Rezepten wird Speck als Zutat verwendet. Beim Kauf ist es wichtig, auf die Gewürzzutaten zu achten.

**Traubenzucker:** Wenn man bei herkömmlichen Kuchenrezepten den Zucker durch Traubenzucker ersetzt, kann es passieren, dass sich eine gewisse Schärfe im Nachgeschmack unangenehm bemerkbar macht. Um das zu vermeiden, sollte man die Zuckermenge reduzieren. Erlaubt es das Rezept, kann der Traubenzucker durch Reismalz ersetzt werden.

**Vanillezucker:** Benötigt man Vanillezucker zum Wälzen oder Bestreuen von Backwerk, so kann man Traubenzucker mit Vanillezucker vermengen. Wer Vanillezucker nicht verträgt, soll lieber Vanilleschoten verwenden. Dafür das Mark der Vanilleschote herausschaben, mit Traubenzucker vermengen und ca. 1 Woche in einem luftdicht verschlossenen Gefäß stehen lassen.

**Verträglichkeit:** Alle Rezepte sind für Menschen mit Laktoseunverträglichkeit (Laktosemalabsorption) und Fruktoseunverträglichkeit (Fruktosemalabsorption) geeignet.

Da die Verträglichkeit besonders in Bezug auf die Fruktosemenge individuell verschieden ist, muss jeder selbst herausfinden, was ihm gut tut und was er gut oder weniger gut verträgt.

Mit Hilfe dieser Rezepte wird es Ihnen sicher gelingen, Ihre Fruktose- und Laktoseunverträglichkeit in den Griff zu bekommen.

**Viel Genuss beim Essen wünscht Ihnen**

**Herta Ursula Tutz**

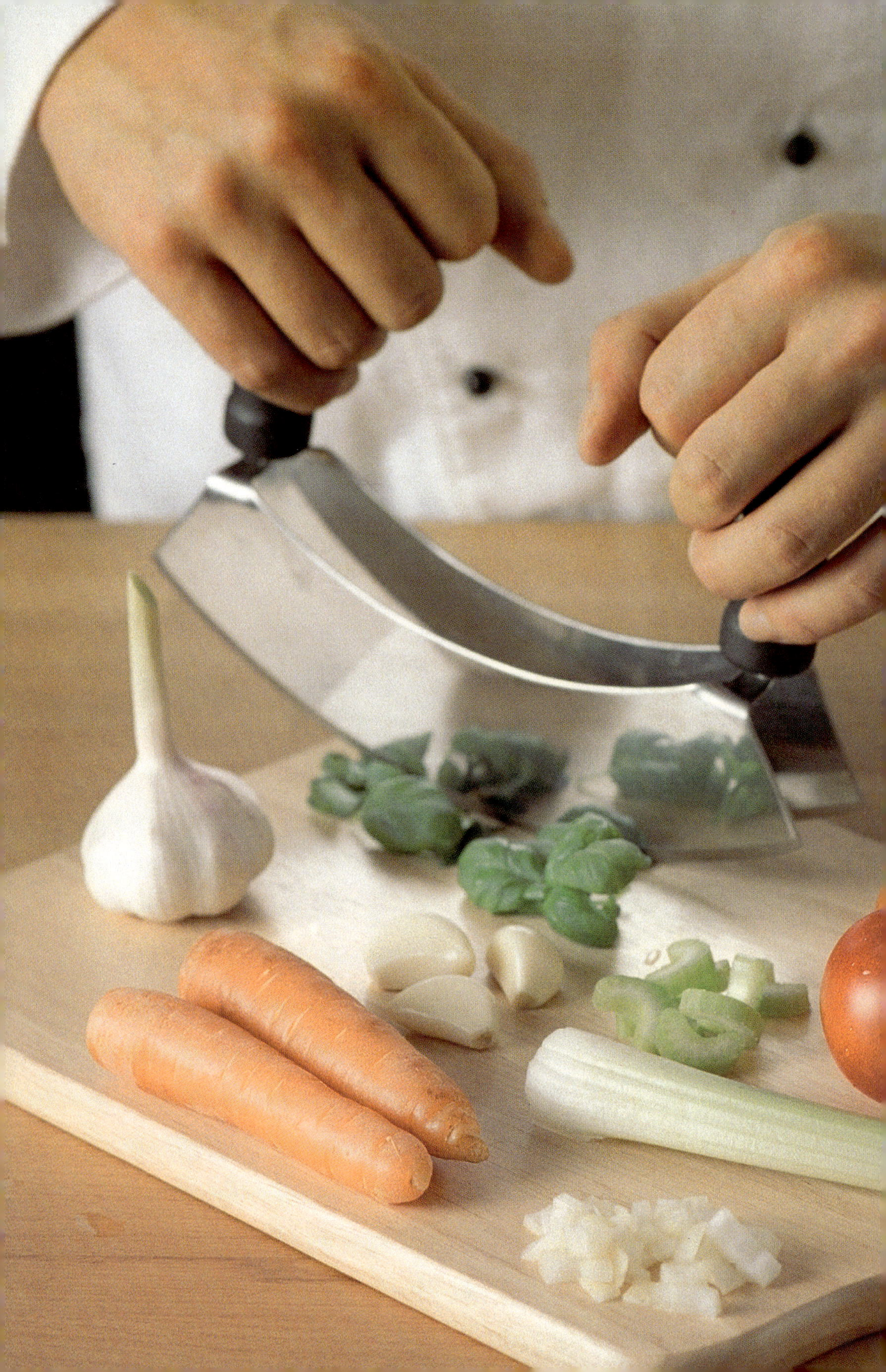

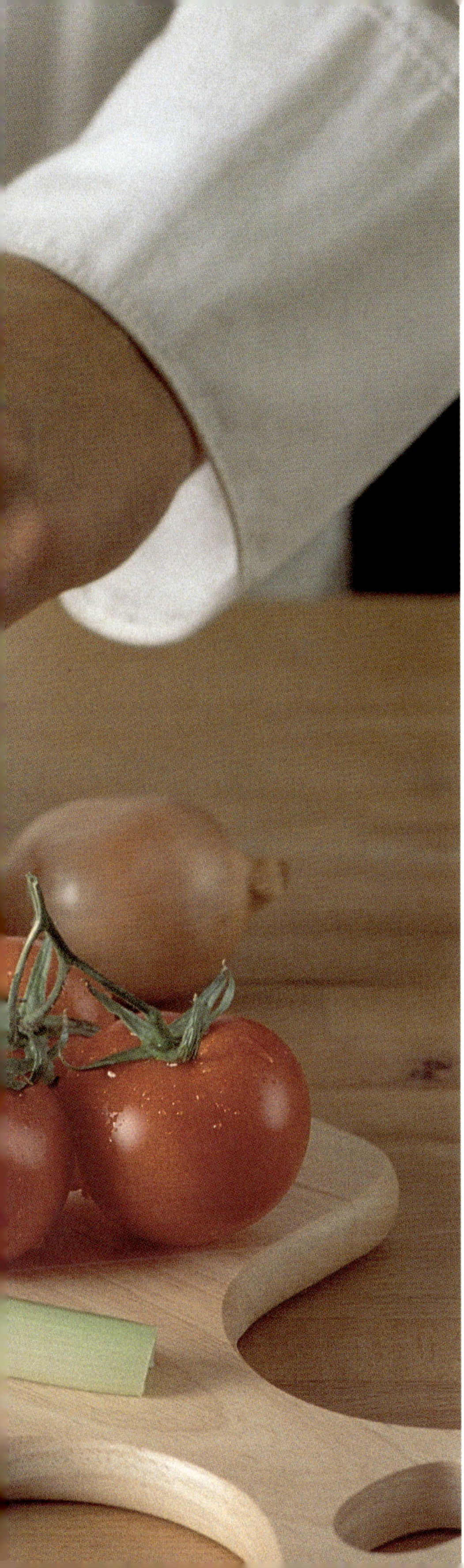

# Wenn Nahrungsmittel nicht vertragen werden

Wenn man spezielle Nahrungsmittel nicht verträgt, unterscheidet man zwischen einer Nahrungsmittelallergie oder Lebensmittelintoleranz. Bei beiden Formen kommt es zu einer krankhaften Reaktion nach dem Konsum verschiedener Lebensmittel. Im Gegensatz zur Nahrungsmittelallergie fehlt bei einer Intoleranz eine immunologische Reaktion.

## Allergie

Bei einer **Nahrungsmittelallergie** kommt es nach dem wiederholten Kontakt mit dem Auslöser zu einer ganzen Reihe von Symptomen wie Übelkeit, Durchfall, Verstopfung, Bauchschmerzen, Blähungen, Nesselsucht, Ödembildung, Juckreiz, Ekzemverschlechterung, Asthma bronchiale, Husten, Kopfschmerzen, Migräne, Fieber, schockartigen Zuständen, Verhaltensauffälligkeiten, Müdigkeit, Unruhe oder auch Entwicklungsstörungen. Alle Nahrungsmittelallergien können in ihrem Schweregrad äußert unterschiedlich sein. Oft verlaufen sie ganz leicht und man bekommt nur leichtes Unwohlsein. Sie können jedoch auch tödlich sein.

***Stillen – beste Vorbeugung.***

In der Regel werden die allergischen Reaktionen von Eiweißbestandteilen der Lebensmittel ausgelöst, jedoch können auch Polysaccharide zu potentiellen Allergenen (= Auslöser für eine Allergie) werden.

Bei Kindern findet man vor allem allergische Reaktionen auf Kuhmilch, Eier, Erdnüsse, aber auch Walnüsse, Soja, Fisch und Weizen. Bei Jugendlichen und Erwachsenen hingegen gibt es sehr oft eine Allergie gegen Gemüse (Sellerie, Karotte), Früchte (Zitrusfrüchte, Apfel), Getreide (Weizen, Roggen), Nüsse, Gewürze, Samen und Kräuter. Bei Erwachsenen sind pollenassoziierte Nahrungsmittelallergien am häufigsten zu finden.

Zur Vorbeugung einer Nahrungsmittelallergie wird empfohlen, Säuglinge 4 – 6 Monate zu stillen und während dieser Zeit auch keine zusätzliche Säuglingsnahrung auf Kuh- oder Sojamilchbasis zu verwenden. Beikost sollten die Kinder frühestens ab dem 4. Monat, am besten jedoch erst ab dem 6. Lebensmonat bekommen. Besonders allergieauslösende Lebensmittel wie Milch, Soja, Ei und Fisch sollten erst nach dem ersten Lebensjahr gegeben werden.

## Intoleranz

Nahrungsmittelintoleranzen sind so genannte pseudoallergische Reaktionen, die die gleichen Symptome wie eine Allergie auslösen können, jedoch nicht immunologisch bedingt sind. Die Symptome können bereits beim ersten Kontakt (= Konsum) ohne vorige Sensibilisierung auftreten, sie sind sehr oft dosisabhängig.

**Einige Ursachen von Nahrungsmittelintoleranzen:**

- Es fehlen im Körper Enzyme zum Abbau von Nahrungsbestandteilen oder ihre Aktivität ist eingeschränkt, z. B. bei Laktoseintoleranz, Fruktoseintoleranz, Phenylketonurie.
- Es liegt eine Unverträglichkeit gegenüber speziellen Nahrungsmittelbestandteilen oder Lebensmittelzusatzstoffen vor, z. B. Histamin, Konservierungsmittel, Azofarbstoffe, Glutatmat, Schwefelverbindungen.
- Sehr häufig sind Unverträglichkeiten gegenüber Kohlenhydraten vorhanden, insbesondere führt der Konsum von Frucht- und/oder Milchzucker zu Durchfall, Blähungen und anderen Beschwerden.

## Laktoseintoleranz

Unter Laktoseintoleranz versteht man eine Milchzuckerunverträglichkeit, bei der ein Bestandteil der Milch, die **Laktose (= Milchzucker),** Beschwerden hervorruft. Diese Intoleranz zählt zu den häufigsten Nahrungsmittelunverträglichkeiten.

Milchzucker ist in der Muttermilch und in der Milch von Säugetieren vorhanden. Zur Verdauung des Milchzuckers ist ein spezielles Enzym (Lactase) notwendig.

Dieses wird üblicherweise in der Darmschleimhaut gebildet und spaltet den Milchzucker in seine Einzelbestandteile (Glukose + Galactose), die dann in das Blut aufgenommen werden können. Fehlt die Lactase, kann der Milchzucker nicht gespalten werden und gelangt in größeren Mengen in die unteren Darmabschnitte. Die Darmbakterien nützen ihn als Nährstoffsubstrat. Als Folge entstehen aber große Mengen an organischen Säuren und Gasen, wie Milchsäure, Essigsäure, Kohlendioxid, Methan und Wasserstoff.

Milchzucker hat auch eine wasserbindende Eigenschaft. Dadurch strömt Wasser in den Darm ein und es kommt zu vermehrten Darmbewegungen und Durchfall.

### Was ist Laktose?

Laktose oder Lactose ist Milchzucker, ein Zweifachzucker (= Disaccharid), der aus Traubenzucker (= Glukose) und Schleimzucker (= Galactose) besteht.

> **Laktoseintoleranz** entsteht durch einen Mangel an dem milchzuckerspaltenden Enzym Lactase.

Die Laktoseintoleranz unterscheidet sich von der **Milchallergie**. Hier besteht eine Unverträglichkeit gegen spezielle Eiweißbestandteile (z. B. Kasein, ß-Lactoglobulin, α-Lactoglobulin oder Rinderserumalbumin). Die Kuhmilchallergie wird relativ häufig bei Kindern festgestellt. Kuhmilch ist im Säuglingsalter sehr wahrscheinlich das wichtigste Allergen (= Stoff, der eine Allergie auslösen kann). Bis zu 7 % aller Kinder haben eine Kuhmilchallergie. Aus diesem Grund wird zur Vorbeugung empfohlen, Säuglinge 4 – 6 Monate zu stillen und in dieser Zeit dem Baby keine zusätzliche Säuglingsnahrung auf Kuhmilch- oder auf Sojabasis oder andere Beikost zu geben.

## Ursachen der Milchzuckerunverträglichkeit

Die Ursachen für die Milchzuckerunverträglichkeit sind:

- das Fehlen des Enzyms Lactase
- eine unzureichende Produktion des Enzyms
- ein erworbener oder vererbter Mangel des Enzyms

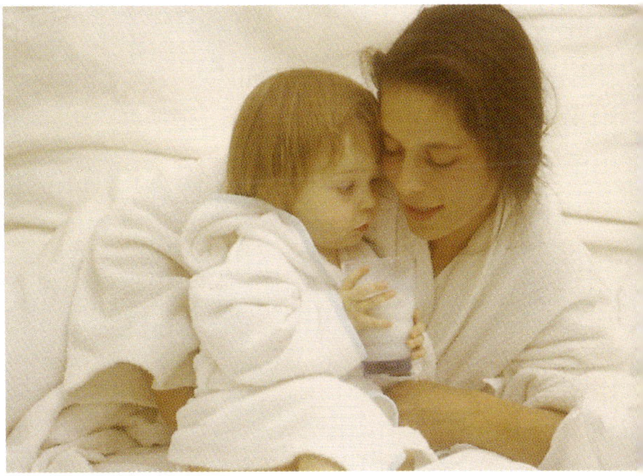

Fehlt das Enzym völlig, ist das eine angeborene Stoffwechselerkrankung *(primärer Lactasemangel)*. Dabei handelt es sich um eine sehr seltene Krankheit. Sie äußert sich gleich nach der Geburt, sobald das Neugeborene zum ersten Mal gestillt wird. Charakteristisch sind stark wässrige Durchfälle.

Viel häufiger ist jedoch die so genannte *sekundäre Form der Milchzuckerunverträglichkeit*. Hier kommt es durch eine Schädigung der Darmschleimhaut, die durch eine andere Erkrankung (z. B. Zöliakie, Morbus Crohn) hervorgerufen wird, zur unzureichenden Produktion von Lactase. Wenn die auslösende Krankheit abgeheilt ist, kann auch wieder ausreichend Lactase gebildet und der Milchzucker problemlos vertragen werden.

Bei der *erworbenen Milchzuckerunverträglichkeit*, die vererbt ist, kommt es beim Erwachsenen zur Abnahme der Enzymaktivität, die bereits aber im Kindesalter einsetzt. Je nach Abnahme der Enzymaktivität werden – wenn überhaupt – nur mehr kleine Mengen an Milchzucker vertragen.

Es ist an und für sich normal, dass nach dem Säuglingsalter die Aktivität der Lactase abnimmt. Dabei handelt es sich um einen physiologischen Vorgang, der aber in der Weltbevölkerung unterschiedlich ausgeprägt ist.

Australische Ureinwohner sowie die meisten Menschen in Afrika und Asien sind laktoseintolerant. Sie können den Milchzucker nach dem Säuglingsalter nicht mehr vollständig verwerten. Damit haben ca. 90 % der Weltbevölkerung eine Laktoseintoleranz.

In asiatischen Ländern fehlt den meisten Menschen überhaupt das Enzym zur Milchzuckerspaltung. Dadurch gibt es dort auch überhaupt keine Milch oder Milchprodukte auf dem Speiseplan.

In Europa leiden zwischen 10 und 20 % der Erwachsenen an dieser erworbenen Intoleranz. Den niedrigsten Anteil findet man im Norden, den höchsten im Süden Europas. So leiden in Skandinavien nur rund 3 – 8 % der Bevölkerung an einer Laktoseintoleranz, in Deutschland hingegen sind es etwa 13 – 14 %, in Österreich etwa 20 % und im Mittelmeerraumraum bis zu 70 %.

Dabei handelt es sich um keine Krankheit, sondern nur um eine normale Anpassung an die im Laufe der Entwicklung veränderte Ernährung. Typische Beschwerden treten meist erst bei Laktosemengen von über 10 g auf. Sehr selten kommt es schon bei geringen Mengen (unter 3 g) zu Unverträglichkeitsreaktionen. Unbekannt ist noch, wie weit ein kontinuierlicher Verzehr von Milch und Milchprodukten nach dem Abstillen einer Laktoseintoleranz vorbeugen kann.

### Milchzuckerunverträglichkeit

| Schweregrad | Milchzucker in Gramm pro Tag, der problemlos vertragen wird |
|---|---|
| leicht | 8 – 10 g |
| mittel | bis 1 g |
| schwer | 0 g |

Alle Länder mit einem hohen Anteil an laktoseintoleranten Bewohnern haben sich mit ihrer Ernährungsweise, aber auch mit verschiedenen technologischen Lebensmittelverarbeitungen an diese Situation angepasst. So wird in Griechenland der traditionelle Feta nahezu laktosefrei hergestellt, genauso wie in Italien Parmesan und Mozzarella. Auch das türkische Jogurt (oder Kefir) ist im Unterschied zu unserem sehr laktosearm.

Dies ist auch der Grund, warum im Urlaub in den klassischen Mittelmeerländern oder in Afrika die Beschwerden verschwinden. Dort erhält man hauptsächlich laktosearme oder -freie Ernährung.

Sehr viele Betroffene zeigen neben der Unverträglichkeit gegenüber Milchzucker gleichzeitig auch eine Unverträglichkeit gegenüber Fruchtzucker (Fruktose) und Sorbit. Diese Personen leiden besonders unter den Symptomen und zeigen auch keine Verbesserung, wenn sie völlig laktosefrei essen.

> Die Laktoseintoleranz ist keine Allergie und muss von einer Kuhmilcheiweißallergie abgegrenzt werden!

## Symptome der Milchzuckerunverträglichkeit

Die Folgen bzw. Symptome sind Blähungen und Bauchschmerzen, die durch die vermehrte Gasbildung entstehen. Sehr oft kommt es auch zu Durchfällen, Übelkeit oder Völlegefühl. Die Beschwerden treten ca. 30 Minuten bis 2 Stunden nach dem Verzehr von milchzuckerhaltigen Nahrungsmitteln auf.

Kommt es aber auch beispielsweise zu Hautausschlägen, Nesselfieber, Asthma oder Kopfschmerzen, kann es sich auch um eine Milchallergie handeln. Dabei treten die Beschwerden schon bei der Aufnahme kleinster Mengen auf. Eine ärztliche Abklärung ist hier unerlässlich.

Wird eine Milchunverträglichkeit vermutet, wird eine 2-wöchige milchzuckerarme Diät durchgeführt. Verschwinden die Beschwerden, kann eine endgültige Diagnose durch einen Milchzuckerbelastungs- oder einen Atemtest, bei dem das durch den bakteriellen Abbau entstehende Gas in der Ausatemluft gemessen wird, erstellt werden.

Das Auftreten und das Ausmaß der Symptomatik sind sehr unterschiedlich und hängen wahrscheinlich auch von der Besiedlung mit Darmbakterien ab.

> 90 % der Betroffenen haben Darmkrämpfe, Blähungen, Durchfälle, leiden an Übelkeit, Müdigkeit, Kopfschmerzen und Schwindel.

## Ernährungsempfehlungen

Das Grundprinzip der Therapie bei Milchzuckerunverträglichkeit hängt vom Schweregrad der Intoleranz ab. Da sehr oft kleine Mengen Milchzucker (bis zu 10 g/Tag) vertragen werden, muss ganz individuell auf Milch und Milchprodukte verzichtet werden.

Milchzucker ist in jeder Milchart enthalten. Sowohl die Muttermilch, als auch Ziegen- oder Büffelmilch enthalten ihn. Esels- und Stutenmilch enthalten die höchsten Mengen.

### Milchzuckergehalt verschiedener Milchsorten

| g Laktose / 100 g | |
|---|---|
| Stutenmilch | 6,2 g |
| Eselsmilch | 6,1 g |
| Büffelmilch | 5,0 g |
| Kuhmilch | 4,8 g |
| Ziegenmilch | 4,4 g |

Der Konsum von **fermentierten Milchprodukten** (Jogurt, Sauermilch, Buttermilch, Kefir) ist von Vorteil, da diese Lebensmittel sehr wenig Laktose enthalten (da die Milchsäurebakterien den Milchzucker im Produkt schon abgebaut haben) und auch mithelfen, den Milchzucker im Darm zu verdauen. Sie tragen auch ganz wesentlich zur Versorgung mit biologisch hochwertigem Eiweiß und Kalzium bei. Bei leichter Laktoseintoleranz werden sie bis zu 1/2 Becher täglich gut vertragen.

Im **Käse** wird der Milchzucker durch Bakterien während des Reifeprozesses abgebaut. Hartkäse (Emmentaler, Parmesan) ist praktisch laktosefrei. Alle anderen Käsesorten enthalten ebenfalls nur sehr geringe Mengen und werden üblicherweise sehr gut vertragen. Vorsicht ist geboten bei Molkenkäse und einigen Schmelzkäsesorten mit Zusatz von Milchpulver. Diese sollten gemieden werden.

Auch Molke enthält Laktose, in 100 ml knapp unter 5 g. Sie zählt somit zu den laktosereichen Lebensmitteln. Daher findet man auch in Margarine und Backfett, die Molke enthalten, Laktose.

Verglichen mit der Milch enthalten auch Sahne und Obers geringe Mengen Milchzucker. Diese Milchprodukte sind aber aufgrund des hohen Fettgehaltes und des hohen Gehaltes an gesättigten Fettsäuren nicht in größeren Mengen empfehlenswert, genauso wenig wie Butter und Butterschmalz, die beide laktosefrei sind.

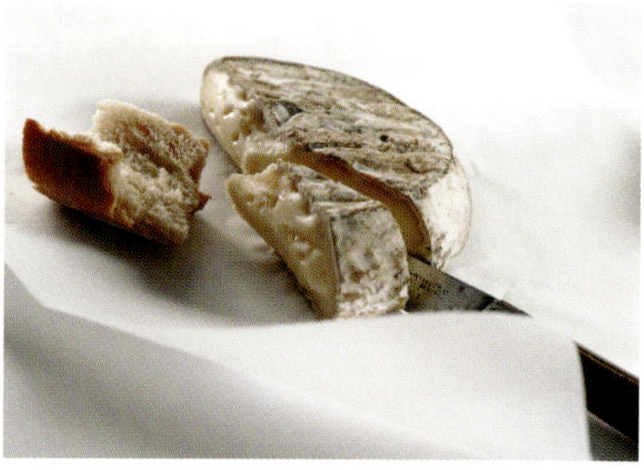

Laktose ist aber auch noch in einer ganzen Reihe von Nahrungsmitteln enthalten. So findet man sie in Milchschokolade, Sahne- und Karamellbonbons, Nougat, Nuss-Nougat-Cremen, Pralinen, Schokoriegeln und Eis. Prinzipiell enthalten alle Lebensmittel und Speisen, die mit Milch zubereitet werden, auch Milchzucker. Dazu gehören neben Pudding, Milchreis, Grießbrei, süßen Aufläufen und Palatschinken auch viele Fertigprodukte.

Brot und Backwaren können auch Milch, Milch- und Molkenpulver oder Milchzucker zugesetzt werden. Typische Quellen sind Knäckebrot, Kräcker, Kekse, Milchbrot, Kuchen, Müslimischungen, aber auch Brot- und Kuchenbackmischungen.

Kartoffelpüreepulver, Instant-Suppen, fertige Soßen und Cremen sind potentielle Milchzuckerquellen, genauso wie Konservengerichte, tiefgefrorene Fleisch- und Gemüsezubereitungen, Brüh- und Leberwürste, Wurstkonserven und insbesondere fettreduzierte Wurstwaren. Auch verschiedene Medikamente können Milchzucker enthalten. Süßstofftabletten enthalten Laktose als Trägersubstanz ebenso wie Kleietabletten.

**Tipp:**

Sehr empfindliche Personen sollten alle oben angeführten Produkte meiden und bei Nahrungsmitteln immer auf die Zutatenliste achten, ob nicht Milch oder Milchbestandteile zugesetzt wurden.

**Milchzuckerfrei sind:**

- Obst
- Gemüse
- Getreide
- Fleisch
- Fisch
- Eier
- Zucker, Honig
- Kartoffeln, Reis, Nudeln

## *Soja – idealer Milchersatz.*

**Alternative Produkte, die keinen Milchzucker enthalten:**

Es gibt eine ganze Reihe von so genannten Ersatzprodukten, die statt Milch und Milchprodukten gegessen oder zum Kochen verwendet werden können. Viele dieser Lebensmittel erhält man aber oft nur in Reformhäusern oder Naturkostläden.

- Milchzuckerarme oder -freie Milchprodukte
- Sojamilch
- Hafermilch
- Reismilch
- Mandelmilch
- Sojacremen
- Sojajogurts
- Sojadesserts
- Sojapuddings

### Lactase-Präparate

Milchzuckerhaltige Lebensmittel können durch die Einnahme eines Präparates (pilzlactasehaltig) zu den Mahlzeiten toleriert werden. Die Dosis richtet sich nach dem Ausmaß des Lactasedefizits und nach der verzehrten Menge an Milchzucker. Die Präparate gibt es in Tabletten- oder Pulverform. Sie ermöglichen, dass der Milchzucker im Verdauungstrakt gespalten wird und die Bestandteile in den Organismus aufgenommen werden können. Nur in Absprache mit dem behandelnden Arzt einnehmen!

### Risiko einer Kalziumunterversorgung

Bei einer streng laktosefreien Diät (= Weglassen jeglicher Milchprodukte) kann der Kalziumbedarf nicht mehr gedeckt werden. Hier empfiehlt sich die Zufuhr von kalziumreichen Mineralwässern, mit Kalzium angereicherten Fruchtsäften oder entsprechenden Kalziumpräparaten. Sojamilch ist laktosefrei, enthält aber, wenn sie nicht speziell angereichert wurde, sehr wenig Kalzium.

Bei einer laktosearmen Kost (bis zu 10 g Laktose pro Tag) kann die Kalziumversorgung sehr leicht durch Sauermilchprodukte und Käse erfolgen. Hier kommt es bei entsprechender Lebensmittelauswahl zu keiner Unterversorgung mit Kalzium und damit auch zu keinem erhöhten Osteoporoserisiko.

**Spezieller Ernährungstipp:**

Auf alle Fälle sollten kalziumreiche Lebensmittel wie Feigen, Brunnenkresse, Brokkoli (Vorsicht bei Fruktoseunverträglichkeit), Mohn, Sesam, Nüsse und Fenchel regelmäßig auf dem Speiseplan stehen.

## Kalzium-Gehalt ausgewählter Lebensmittel

| | Lebensmittel | Kalzium-gehalt pro 100 g |
|---|---|---|
| | Mohn, gemahlen | 1.475 |
| | Parmesan | 1.200 |
| | Braunalge, getrocknet | 1.200 |
| | Zimt | 1.200 |
| | Emmentaler, 45 % F. i. T. | 1.000 |
| | Kümmel | 950 |
| | Hartkäse | 900 |
| | Schnittkäse | 800 |
| | Gouda, 45 % F. i. T. | 750 |
| | Sesam, frisch | 738 |
| | Kapern | 730 |
| | Spirulina, getrocknet | 637 |
| | Agar-Agar, getrocknet | 515 |
| | Rotalge, getrocknet | 478 |
| | Feta | 450 |
| | Mozzarella | 403 |
| | Camembert | 400 |
| | Weichkäse | 400 |
| | Kerbel | 400 |
| | Bohnenkraut | 349 |
| | Majoran | 322 |
| | Oregano | 310 |
| | Papaya, getrocknet | 304 |
| | Salbei | 266 |
| | Basilikum | 250 |
| | Mandeln | 250 |
| | Petersilienblatt | 245 |
| | Feige, getrocknet | 244 |
| | Dill | 230 |
| | Leinsamen | 230 |
| | Haselnuss | 225 |

| | Lebensmittel | Kalzium-gehalt pro 100 g |
|---|---|---|
| | Kresse | 214 |
| | Milchschokolade | 214 |
| | Grünkohl | 212 |
| | Pfefferminze | 210 |
| | Brennnessel, frisch | 200 |
| | Hefeflocken | 200 |
| | Sojamehl | 200 |
| | Sojabohne, geröstet | 190 |
| | Sojaerzeugnisse | 190 |
| | Kurkuma | 182 |
| | Brunnenkresse | 180 |
| | Paprikagewürz | 180 |
| | Estragon | 170 |
| | Braunalge, frisch | 168 |
| | Tofu | 159 |
| | Liebstöckel | 150 |
| | Zitronenmelisse | 150 |
| | Eidotter (Eigelb) | 140 |
| | Jogurt, 1 % Fett | 140 |
| | Champignon, getrocknet | 139 |
| | Pistazie | 135 |
| | Kakaopulver, stark entölt | 133 |
| | Paranuss | 132 |
| | Schnittlauch | 129 |
| | Spinat | 126 |
| | Kichererbse, getrocknet | 124 |
| | Buttermilch | 120 |
| | Jogurt, 3,6 % Fett | 120 |
| | Vollmilch, Magermilch | 120 |
| | Senf | 120 |
| | Kakaopulver | 114 |

| | Lebensmittel | Kalzium-gehalt pro 100 g |
|---|---|---|
| | Bohne weiß, frisch | 113 |
| | Sauermilch | 110 |
| | Fenchel | 109 |
| | Brokkoli | 105 |
| | Kren (Meerrettich) | 105 |
| | Mangold | 103 |

Grün = Lebensmittel, die über 100 mg Kalzium pro 100 g enthalten, aber keine Laktose.

Rot = Lebensmittel, die über 100 mg Kalzium pro 100 g enthalten, aber auch Laktose.

## Laktosegehalt verschiedener Lebensmittel

| Lebensmittel | g Laktose pro 100 g |
|---|---|
| Molkenpulver | 68 |
| Milchpulver | 38,0 – 51,5 |
| Kondensmilch | 9,3 – 12,5 |
| Milchschokolade | 9 |
| Eiscreme | 5,1 – 6,9 |
| Milch (Vollmilch, H-Milch) | 4,8 – 5,0 |
| Molke | 4,7 |
| Magertopfen (-quark) | 4,1 |
| Kaffeeobers (-sahne), 15 % Fett | 3,8 – 4,0 |
| Jogurt | 3,7 – 5,6 |
| Kefir | 3,5 – 6,0 |
| Buttermilch | 3,5 – 4,0 |
| Rahm-, Doppelrahmfrisch-käse | 3,4 – 4,0 |
| Desserts (Fertigprodukte: Cremen, Pudding, Milchreis, Grießbrei) | 3,3 – 6,3 |

| Lebensmittel | g Laktose pro 100 g |
|---|---|
| Rahm, Obers (Sahne) | 2,8 – 3,6 |
| Schmelzkäse, 10 – 70 % F. i. T. | 2,8 – 6,3 |
| Hüttenkäse, 20 % F. i. T. | 2,6 |
| Crème fraîche | 2,0 – 3,6 |
| Molke | 2,0 – 5,2 |
| Topfen (Quark), 10 – 40 % Fett | 2,0 – 3,8 |
| Gervais, 55 % F. i. T. | 2,0 |
| Butter | 0,6 – 0,7 |
| Ricotta | 0,3 |
| Feta | 0,5 |
| Emmentaler, Tilsiter, Berg-käse, Alpenkäse, Edamer, Mozzarella, Gorgonzola | 0-0,1 |
| Camembert, Rahmbrie | 0,1 |
| Parmesan | 0 |

## Fruktoseunverträglichkeit

Bei der **Fruktoseunverträglichkeit** wird der in der Nahrung enthaltene Fruchtzucker nicht vertragen. Man unterscheidet hier eine **Fruktoseintoleranz**, die eine erbliche Stoffwechselerkrankung ist, von einer **Fruktosemalabsorption**, bei der die Aufnahme des Fruchtzuckers vom Dünndarm in den Organismus gestört ist.

*Diagnose durch einfachen Atemtest.*

Fruchtzucker wird auch als Fruktose (lateinisch fructus = Frucht) oder als Lävulose bezeichnet. Fruchtzucker ist ein Einfachzucker (= Monosaccharid). In der Natur findet man ihn vor allem in Früchten. Fruchtzucker ist aber auch Bestandteil von Honig und Haushaltszucker (Saccharose). Dieser besteht aus je einem Baustein der beiden Einfachzucker Glukose und Fruktose. Auch der Mehrfachzucker Inulin enthält zum Großteil Fruktosebausteine. Dieses Reservekohlenhydrat findet man in vielen Pflanzen, besonders aber in Topinambur, Artischocken, Zichorien und Löwenzahn. Inulin dient daher vor allem auch zur Herstellung von Fruktose. Beim Menschen fehlt das Enzym Inulase, das Inulin im Dünndarm abbauen kann. Aus diesem Grund gelangt es in die unteren Darmabschnitte und kann dort von den Darmbakterien zu kurzkettigen organischen Säuren abgebaut werden. Dadurch wird unter anderem auch das Wachstum der Darmbakterien angeregt und die Darmflora positiv beeinflusst (= prebiotischer Effekt). Inulin ist deshalb ein Ballaststoff, der auch sehr oft in der Lebensmittelindustrie eingesetzt wird. Man findet ihn in Milchprodukten, Müsliriegeln u. v. m.

**Verschiedene Zuckerarten, die Fruktose enthalten**

| Einfachzucker | Fruktose (Fruchtzucker) |
|---|---|
| Zweifachzucker | Saccharose (Zucker; Rohr- oder Rübenzucker): aufgebaut aus Trauben- und Fruchtzucker<br>Invertzucker (im Honig): aufgebaut aus Trauben- und Fruchtzucker |
| Mehrfachzucker | Inulin: aufgebaut aus 95 % Fruchtzucker und 5 % Traubenzucker |

### Ursachen der Fruktoseintoleranz

- **Erbliche Störung des Fruktosestoffwechsels (= hereditäre Fruktoseintoleranz HFI):** Bei dieser angeborenen Stoffwechselerkrankung fehlt ein Enzym (= Aldolase B), das für den Abbau von Fruktose verantwortlich ist. Dadurch kommt es zur Anhäufung von Fruchtzucker-Zwischenabbauprodukten (= Fruktose-1-Phosphat) in den Zellen. Da diese die Zellwände nicht passieren können, hat dies sehr ungünstige Auswirkungen vor allem auf die Leber, Niere und den Darm. Unter anderem werden einige wichtige Stoffwechselvorgänge gehemmt, so kann beispielsweise weniger Energie für die Muskulatur zur Verfügung gestellt werden. Im schlimmsten Fall kommt es zu einer Unterzuckerung (= Hypoglykämie), die sich durch Schweißausbrüche, Angst,

Hunger, Schwindel und sogar Bewusstlosigkeit (= hypoglykämischer Schock) äußern kann. Wird über längere Zeit Fruktose gegessen, kommt es zu massiven Schädigungen der Leber und Nieren und bei Kindern vor allem zu Wachstumsverzögerungen. 1 von 130.000 Kindern kommt mit diesem Gendefekt zur Welt, die Intoleranz wird aber fast immer bereits innerhalb des ersten Lebensjahres diagnostiziert. Die ersten Symptome treten bei Säuglingen nach Einführung der Beikost auf. Charakteristisch bei dieser angeborenen Stoffwechselstörung ist eine Abneigung gegen Süßes.

- **Störung der Fruktoseaufnahme vom Darm in den Organismus (= Fruktosemalabsorption oder intestinale Fruktoseintoleranz):** Hier produziert der Körper alle nötigen Enzyme zum Abbau der Fruktose, diese gelangt aber nicht in die dafür vorgesehenen Körperzellen. Hier liegt eine Störung des Transportsystems „GLUT-5" vor, welches beim gesunden Menschen die Fruktose in die Dünndarmzellen und damit in die Blutbahn schleust. Die Fruktose gelangt in großen Mengen in den Dickdarm. Dort entstehen durch die Darmbakterien große Mengen Wasserstoff, Kohlendioxid und kurzkettige Fettsäuren. Der Wasserstoff wird ausgeatmet, Kohlendioxid ist für die entstehenden Blähungen verantwortlich und die kurzkettigen Fettsäuren verursachen Durchfall. Daten wie viele Personen betroffen sind, sind nur spärlich vorhanden, da die Symptomatik des so genannten Reizdarmsyndroms sehr ähnlich ist.

## Symptome der Fruchtzuckerunverträglichkeit

Kann der Fruchtzucker vom Dünndarm nicht aufgenommen werden, gelangt er in den Dickdarm. Im Zuge des bakteriellen Abbaus entstehen Gase und kurzkettige Fettsäuren. Diese verursachen wie bei der Milchzuckerunverträglichkeit Blähungen, Bauchschmerzen und -krämpfe, Übelkeit, Durchfälle oder auch Verstopfungen. Die Symptome sind sehr ähnlich wie bei einem Reizdarmsyndrom.

Zusätzlich gibt es Berichte, die zeigen, dass auch eine depressive Verstimmung in Zusammenhang mit einer Fruchtzuckerunverträglichkeit stehen kann. Grund dafür kann sein, dass die Vorstufe des Serotonins (= Botenstoff im Gehirn), das für die Stimmung verantwortlich ist, nicht aufgenommen werden kann. Dadurch wird weniger Serotonin gebildet, was nicht nur die Stimmung drückt, sondern auch zu Süßhungerattacken führt.

Untersuchungen haben gezeigt, dass viele Betroffene auch eine niedrige Folsäurekonzentration haben. Die Folsäure ist gemeinsam mit dem Vitamin $B_6$ und $B_{12}$ dafür verantwortlich, dass es zu keinem erhöhten Homocysteinspiegel kommt. Ein Zuviel an Homocystein ist ein Risikofaktor für Herz-Kreislauf-Erkrankungen, da es die Gefäßwände schädigt, das Schlaganfallrisiko erhöht und auch direkt die Nervenzellen im Gehirn schädigt.

**Spezieller Ernährungstipp:**

Folsäurereiche Lebensmittel in den Speiseplan einbauen. Dazu gehören: Spinat, Salat, Spargel, Getreide, Tomaten, Gurken, Weizenkeime, Sonnenblumenkerne.

Charakteristisch bei einer Fruktosemalabsorption ist auch ein Zinkmangel. Dabei kommt es zur Immunschwäche, allgemeinen Stoffwechselstörung, zu Verhaltensstörungen und Appetitverlust. Es kann auch zu Haarausfall kommen.

**Spezieller Ernährungstipp:**

Täglich zinkreiche Lebensmittel essen. Zinkreich sind: Milch, Käse (Vorsicht bei Laktoseintoleranz), Weizenkeime, Mohn, Sesam, Kürbiskerne, Fleisch, Eier, Fisch, Kartoffeln, Karotten und Vollkornbrot (Anmerkung: Vollkornprodukte sind schwer verdaulich).

## Ernährungsempfehlungen

Wie bei allen Unverträglichkeiten muss der Auslöser gemieden werden. Fruchtzucker ist natürlicher Bestandteil von Früchten und zahlreichen Gemüsesorten. Außerdem ist er Bestandteil von Honig und Maissirup.

Wegen der geringen Blutzuckerwirksamkeit und bis zu einer gewissen Menge insulinunabhängigen Verstoffwechselung wird Fruktose auch sehr häufig für diätetische Lebensmittel in der Diabetikerernährung verwendet. Hier sollte man besonders auf die Zutatenliste achten. Auch in vielen so genannten zuckerfreien Produkten steckt Fruktose.

Problematisch ist auch die Zufuhr von Sorbit. Dabei handelt es sich um die Alkoholform des Fruchtzuckers. Sorbit ist ein Zuckeraustauschstoff und wird auch sehr häufig in der Lebensmittelindustrie eingesetzt. Die E-Nummer lautet 420. Sorbit wird vielen Diät- und Diabetikerprodukten zugesetzt, findet sich aber auch als Trägerstoff in Arzneimitteln und Vitamintabletten. Sorbit blockiert das Transportsystem für Fruktose.

Bei einer vorhandenen Fruktosemalabsorption hängt die Verträglichkeit der Fruchtzuckermenge von der individuellen Toleranzschwelle ab. Meist müssen fruktosehaltige Nahrungsmittel nicht komplett gemieden werden. Als Richtwert gelten nicht mehr als 10 g Fruktose pro Mahlzeit. Die Zufuhr von Sorbit sollte gemieden werden.

### Besonderheiten

Wird Fruktose in Kombination mit anderen Zuckerarten (z. B. Traubenzucker) aufgenommen, treten viel weniger Beschwerden auf. Beschwerden nach dem Konsum von Fruktose können aber auch beim gesunden Menschen auftreten. Je mehr Fruchtzucker man isst, desto größer ist das Risiko, dass man Beschwerden bekommt. Diese Malabsorption tritt aber nur beim isolierten Konsum von Fruktose auf. Wird gleichzeitig ein anderer Zucker aufgenommen (z. B. Traubenzucker), sinkt die Wahrscheinlichkeit, dass die Fruktose nicht vertragen wird. Besonders günstig ist das Verhältnis 1 : 1 von Fruchtzucker und Traubenzucker.

*Die Verträglichkeit der Fruchtzuckermenge ist individuell verschieden.*

Bei der hereditären Fruktoseintoleranz muss auf eine strenge fruktosearme Ernährung geachtet werden. Im ersten Lebenshalbjahr gewährleistet die Muttermilch oder industriell vorgefertigte Säuglingsanfangsernährung eine fruktosefreie Ernährung. Danach werden höchstens 40 mg Fruktose und Sorbit pro Kilogramm Körpergewicht und pro Tag toleriert. Bei Kindern liegt die Toleranzgrenze für Fruktose im Allgemeinen bei 2 – 4 g Fruktose pro Tag. Werden diese Zufuhrsmengen überschritten, kommt es zur Unterzuckerung und zur Erhöhung der Leberenzyme im Blut.

Um Vitamin- und Mineralstoffunterversorgungen zu vermeiden, sollten auf alle Fälle Nahrungsergänzungsmittel konsumiert werden.

Zum Süßen eignet sich vor allem Traubenzucker (Glukose). Ungeeignet sind alle Zuckerarten, die als Bestandteil Fruchtzucker enthalten. Dazu zählen die Saccharose („Zucker"), Sorbit, Invertzucker und Honig.

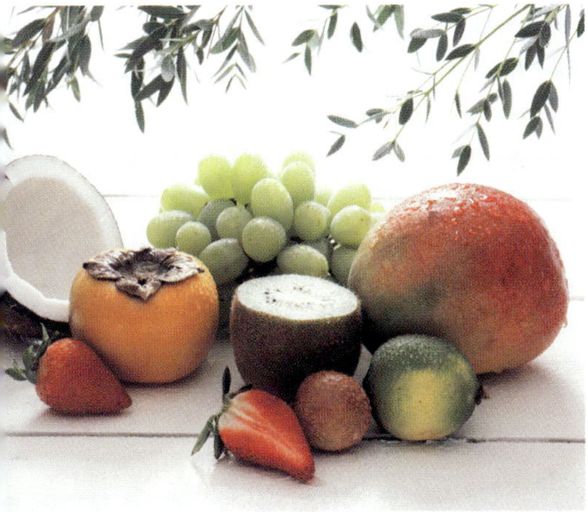

## Diagnose von Laktose- und Fruktoseintoleranz

Sowohl die Milchzucker- als auch die Fruchtzuckerunverträglichkeit können durch einen einfachen Atemtest ($H_2$-Atemtest) diagnostiziert werden. Hierbei wird der Wasserstoff in der Ausatemluft gemessen, der im Dickdarm gebildet wird und innerhalb von wenigen Minuten abgeatmet wird. Nach der oralen Gabe von 25 – 50 g Fruktose bzw. Laktose wird über einen Zeitraum von mindestens zwei Stunden alle 30 Minuten der Wasserstoffgehalt gemessen. Steigt die Konzentration von Wasserstoff auf mehr als 20 ppm über den Ausgangswert an, liegt eine Fruktosemalabsorption bzw. Laktoseintoleranz vor.

Bei Verdacht auf eine Fruktoseunverträglichkeit muss vor der Durchführung eines Atemtests unbedingt ausgeschlossen werden, dass eine hereditäre Fruktoseintoleranz vorliegt. Die genaue Diagnostik sollte deshalb ausschließlich unter ärztlicher Kontrolle erfolgen.

Früher wurde die Laktoseintoleranz vor allem durch einen Laktosebelastungstest festgestellt. Dabei wurde der Blutzucker vor dem Konsum von 50 g Laktose gemessen und nach 60 und 120 Minuten wieder. Dieser Test wurde aber bereits weitgehend vom Atemtest abgelöst.

## Fruktose und Sorbit in Früchten

| Früchte | Fruktose g pro 100 g | Sorbit pro 100 g |
|---|---|---|
| Rosine | 32,8 | |
| Dattel, getrocknet | 31,0 | - |
| Feige, getrocknet | 24,8 | - |
| Pflaume, getrocknet | 11,2 | 7,9 |
| Hagebutte | 8,7 | - |
| Kaki | 8,0 | - |
| Weintraube | 7,6 | 0,20 |
| Granatapfel | 7,4 | - |
| Traube, Fruchtsaft | 6,9 | 0,2 |
| Birne | 6,7 | 2,2 |
| Kirsche | 6,1 | - |
| Apfel | 5,7 | 0,5 |
| Mangostane | 5,6 | - |
| Feige | 5,5 | - |
| Apfel, Fruchtsaft | 5,3 | 0,5 |
| Kumquat | 4,6 | - |
| Kiwi | 4,4 | - |
| Quitte | 4,3 | - |
| Heidelbeere | 4,1 | 0,01 |
| Maracuja | 4,0 | - |
| Stachelbeere | 4,0 | - |
| Wassermelone | 3,9 | - |
| Johannisbeere | 3,8 | - |
| Tamarillo | 3,7 | - |
| Banane | 3,6 | - |
| Holunderbeere | 3,5 | - |
| Litschi | 3,4 | - |
| Zitrone | 3,4 | - |

| Früchte | Fruktose g pro 100 g | Sorbit pro 100 g |
|---|---|---|
| Johannisbeere, Fruchtsaft | 3,1 | - |
| Preiselbeere | 3,0 | - |
| Orange | 2,9 | - |
| Grapefruit, Fruchtsaft | 2,8 | - |
| Mango | 2,7 | - |
| Guave | 2,7 | - |
| Ananas | 2,6 | - |
| Grapefruit | 2,5 | - |
| Orange, Fruchtsaft | 2,4 | - |
| Erdbeere | 2,3 | 0,03 |
| Sanddornbeere | 2,2 | - |
| Pflaume | 2,0 | 1,4 |
| Zwetschge | 2,0 | - |
| Himbeere | 2,0 | 0,01 |
| Moosbeere | 1,8 | - |
| Nektarine | 1,8 | 0,1 |
| Clementine | 1,7 | - |
| Brombeere | 1,3 | - |
| Mandarine | 1,3 | - |
| Pfirsich | 1,2 | 0,9 |
| Marille | 0,9 | 0,8 |
| Limette | 0,8 | - |
| Kantalupe | 0,6 | - |
| Zuckermelone | 0,6 | - |
| Papaya | 0,3 | - |
| Kochbanane | 0,2 | - |

## Fruktose und Sorbit in Gemüse

| Gemüse | Fruktose g pro 100 g | Sorbit pro 100 g |
|---|---|---|
| Knoblauch | 12,8 | - |
| Perlzwiebel*) | 3,6 | - |
| Kohlrübe*) | 2,0 | - |
| Weißkraut*) | 1,9 | - |
| Sojabohne | 1,8 | - |
| Rotkraut*) | 1,8 | - |
| Kürbis | 1,6 | - |
| Artischocke | 1,5 | - |
| Mairübe | 1,5 | - |
| Karotte | 1,3 | - |
| Tomate | 1,3 | - |
| Spargel | 1,2 | - |
| Paprikaschote | 1,2 | - |
| Aubergine | 1,1 | |
| Fenchel | 1,1 | - |
| Kohlrabi*) | 1,1 | - |
| Zwiebel*) | 1,1 | - |
| Spitzkohl*) | 1,0 | - |
| Gurke*) | 0,9 | - |
| Okra | 0,9 | - |
| Wirsing*) | 0,9 | - |
| Kohlsprosse*) | 0,9 | - |

| Gemüse | Fruktose g pro 100 g | Sorbit pro 100 g |
|---|---|---|
| Grünkohl*) | 0,9 | |
| Brokkoli | 0,9 | - |
| Karfiol*) | 0,9 | - |
| Chicorée | 0,7 | - |
| Zucchini | 0,7 | - |
| Mangold | 0,6 | - |
| Bohne, grün | 0,6 | - |
| Rettich | 0,6 | - |
| Chinakohl | 0,4 | - |
| Kichererbse | 0,4 | - |
| Feldsalat | 0,2 | - |
| Rote Rübe | 0,3 | - |
| Erbse | 0,3 | - |
| Wurzelpetersilie | 0,3 | - |
| Zuckererbse | 0,2 | - |
| Bambussprosse | 0,2 | - |
| Zuckermais | 0,2 | |
| Endivie | 0,1 | - |
| Pastinake | 0,1 | - |
| Spinat | 0,1 | - |
| Sellerie | 0,9 | - |
| Schwarzwurzel | 0,03 | |

*) Empfindliche Personen müssen die individuelle Verträglichkeit berücksichtigen.

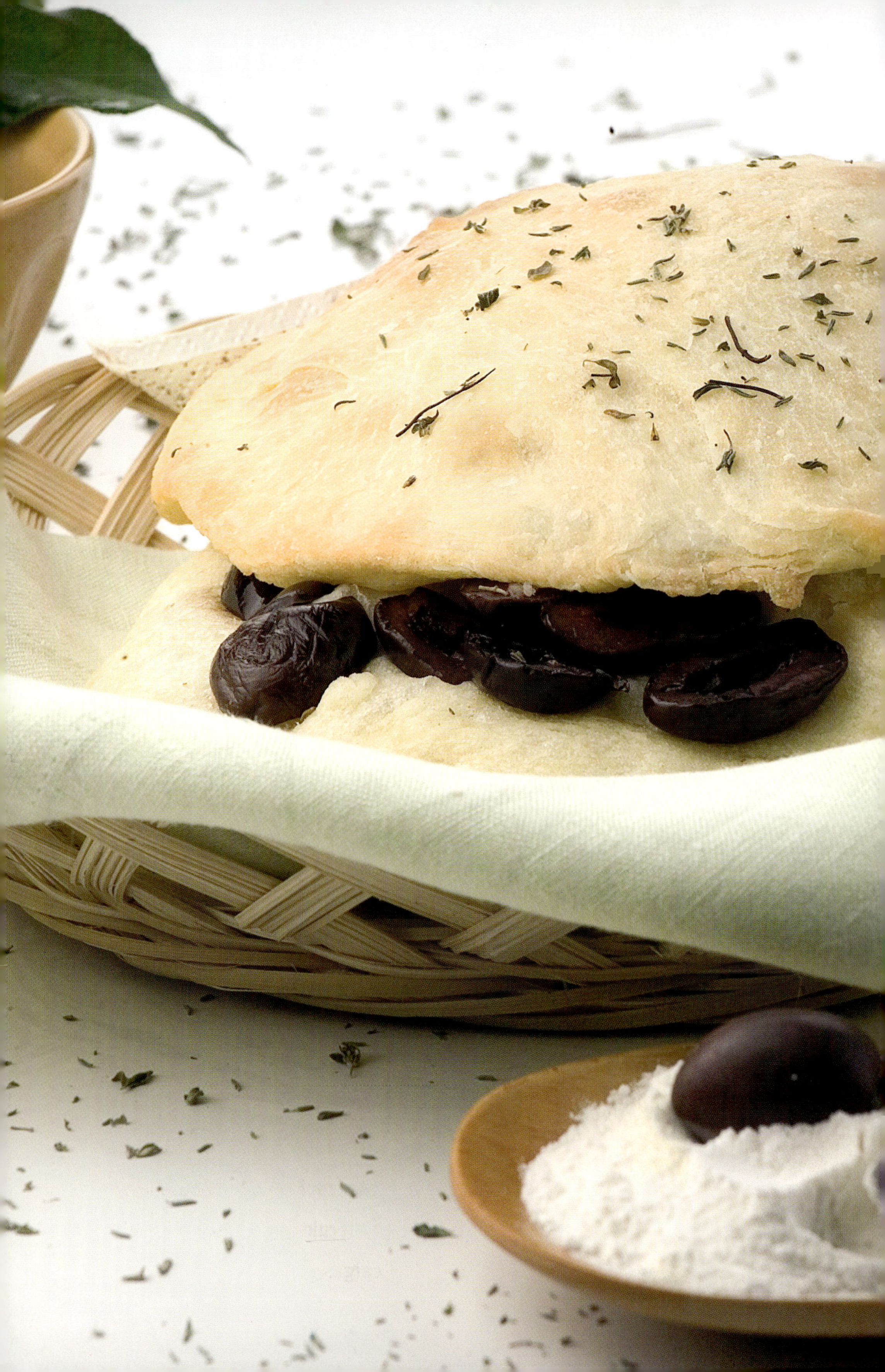

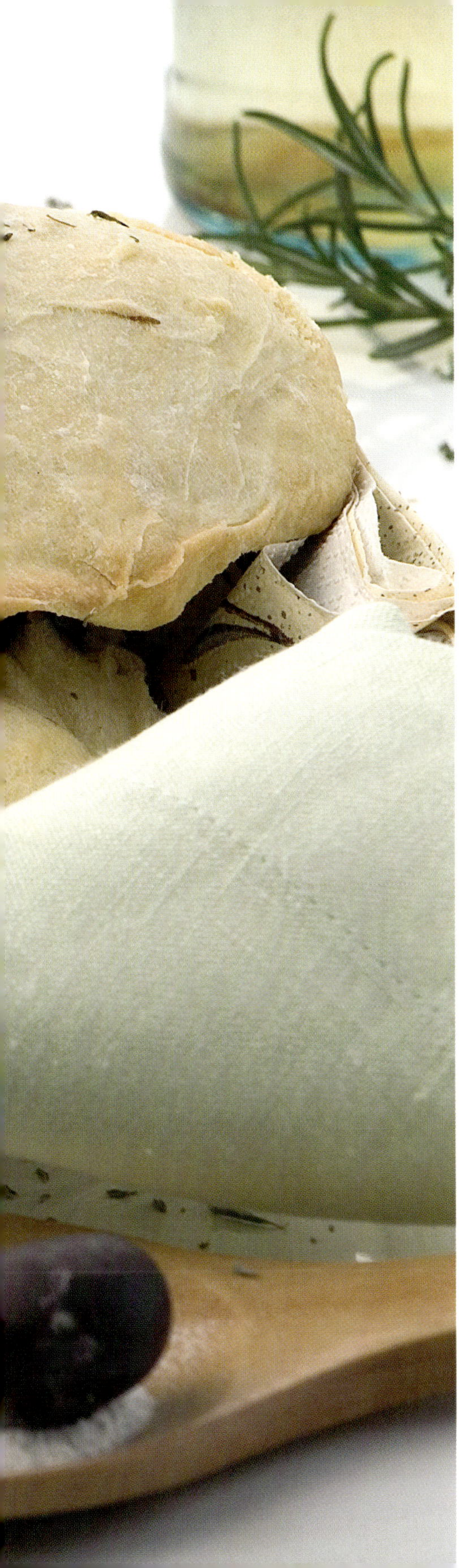

# Rezepte

**Die folgenden Rezepte sind für Menschen mit Laktoseunverträglichkeit (Laktosemalabsorption) und/oder Menschen mit Fruchtzuckerunverträglichkeit (Fruktosemalabsorption) geeignet.**

# Knusprige Oliven

**Zutaten für 54 Stück:**

*1 Pkg. Blätterteig*
*ca. 300 g Oliven ohne Kern*
*1 Ei*

1. Blätterteig in ca. 4 x 4 cm große Quadrate schneiden, jedes Teigstück mit einer trocken getupften Olive belegen.
2. Die Teigecken nacheinander zur Mitte hin einschlagen, mit Ei bestreichen und im vorgeheizten Rohr bei 220 °C etwa 15 Minuten goldgelb backen.

| Nährwerte | pro Stück | pro 100 g |
|---|---|---|
| Kalorien | 35 | 275 |
| Eiweiß | 0,5 g | 3,6 g |
| Kohlenhydrate | 1,8 g | 14,3 g |
| Fett | 2,9 g | 22,5 g |
| Fruktose | 0 g | 0 g |
| Laktose | 0 g | 0,1 g |

# Hirseweckerln

**Zutaten für 12 Stück:**

*300 g Hirsemehl*
*800 g Mehl*
*3 TL Salz*
*1 Pkg. Trockengerm (-hefe)*
*lauwarmes Wasser*

1. Aus allen Zutaten einen mittelfesten Germteig kneten, diesen zugedeckt ca. 2 Stunden an einem warmen Ort gehen lassen.
2. Den Teig zusammenschlagen, nochmals durchkneten und in 12 Portionen teilen.
3. Teig zu Weckerln formen, auf ein mit Backpapier vorbereitetes Blech legen, weitere 30 Minuten gehen lassen.
4. Im vorgeheizten Rohr bei 180 °C ca. 25 – 30 Minuten backen.

| Nährwerte pro Stück: | |
|---|---|
| Kalorien | 312 |
| Eiweiß | 8,2 g |
| Kohlenhydrate | 66,3 g |
| Fett | 1,1 g |
| Fruktose | 0,1 g |
| Laktose | 0 g |

# Kernbrot

1. Das Mehl mit der Germ, den Gewürzen, dem Salz und den Kernen vermengen.
2. So viel lauwarmes Wasser dazugeben, dass ein mittelfester Teig entsteht. Diesen gut durchkneten und mindestens 4 Stunden an einem warmen Ort zugedeckt gehen lassen.
3. Nochmals durchkneten und zu einem Laib formen. Das Blech mit Backpapier belegen und den Laib darauf geben.
4. Nochmals 30 Minuten gehen lassen und im vorgeheizten Rohr bei 200 °C ca. 50 Minuten backen.

**Zutaten für 50 Scheiben:**

*1.200 g ausgesiebtes Dinkelmehl*
*1 Pkg. Trockengerm (-hefe)*
*2 EL Kümmel*
*2 EL Fenchel*
*2 EL Anis*
*4 TL Salz*
*ca. 60 g Sonnenblumenkerne*
*ca. 60 g Kürbiskerne*
*lauwarmes Wasser*

**Nährwerte pro Scheibe:**

| | |
|---|---|
| Kalorien | 101 |
| Eiweiß | 3,3 g |
| Kohlenhydrate | 18 g |
| Fett | 1,7 g |
| Fruktose | 0,2 g |
| Laktose | 0 g |

# Knabbergebäck

**Zutaten für 40 Stangerln:**

*500 g Mehl*
*1 Pkg. Trockengerm (-hefe)*
*ca. 250 ml lauwarmes Wasser*
*3 EL Olivenöl*
*1/2 TL Salz*
*4 EL Fenchel*

1. Aus allen Zutaten einen geschmeidigen Germteig kneten, zu einer Kugel formen und zugedeckt an einem warmen Ort gehen lassen.
2. Hat sich das Teigvolumen verdoppelt, teilt man den Teig, formt zwei Rollen von etwa 20 cm und lässt diese zugedeckt ca. 15 Minuten gehen.
3. Jede Rolle zerteilt man in ungefähr 20 gleich große Teile, aus denen man etwa 35 cm lange bleistiftdicke Stangerln formt.
4. Stangerln auf ein mit Backpapier belegtes Blech legen und 10 Minuten gehen lassen, danach bei 180 °C im vorgeheizten Rohr ca. 35 Minuten backen.

**Tipps:**

- Für Rosmarinstangerln nimmt man statt Fenchel 3 EL gehackten Rosmarin.
- Statt des Fenchels passt auch grober schwarzer Pfeffer gut als Gewürz für das Knabbergebäck.

| Nährwerte | pro Stück | pro 100 g |
|---|---|---|
| Kalorien | 54 | 256 |
| Eiweiß | 1,5 g | 7,2 g |
| Kohlenhydrate | 9,5 g | 44,6 g |
| Fett | 1,1 g | 5,2 g |
| Fruktose | 0,2 g | 1.1 g |
| Laktose | 0 g | 0 g |

# Dinkelsemmeln

Zutaten für 12 Stück:

*1 kg glattes Dinkelmehl*
*3 TL Salz*
*2 Pkg. Trockengerm (-hefe)*
*lauwarmes Wasser*

1. Aus allen Zutaten einen mittelweichen Germteig kneten, zugedeckt ca. 1 – 2 Stunden an einem warmen Ort gehen lassen.
2. Den Teig zusammenschlagen, nochmals durchkneten und in 12 Portionen teilen. Semmeln oder Weckerln formen, auf ein mit Backpapier belegtes Blech legen und nochmals 30 Minuten gehen lassen.
3. Im vorgeheizten Rohr bei 200 °C 20 – 30 Minuten goldbraun backen.

**Tipp:**

- Der Teig in einer Kastenform gebacken, ergibt ein gutes Toastbrot.

**Nährwerte pro Stück:**

| | |
|---|---|
| Kalorien | 282 |
| Eiweiß | 8,4 g |
| Kohlenhydrate | 59,3 g |
| Fett | 0,9 g |
| Fruktose | 0,1 g |
| Laktose | 0 g |

# Maisbrot

**Zutaten für 1 Laib mit 800 g:**

*200 g Maismehl*
*400 ml kochendes Wasser*
*300 g Mehl*
*1 Pkg. Trockengerm (-hefe)*
*1 TL Salz*
*1 EL Olivenöl*
*(100 ml lauwarmes Wasser)*

1. Maismehl mit kochendem Wasser übergießen, quellen und auskühlen lassen.
2. Das mit Germ vermischte Mehl mit Salz, Olivenöl und dem Maisbrei verkneten, bei Bedarf 100 ml lauwarmes Wasser zufügen.
3. An einem warmen Ort ca. 1 Stunde zugedeckt gehen lassen.
4. Den Teig nochmals durchkneten und zu einem Laib formen.
5. Ein Backblech mit Backpapier belegen, den Laib darauf platzieren, weitere 30 Minuten gehen lassen.
6. Im vorgeheizten Rohr bei 200 °C ca. 40 Minuten backen.

**Tipp:**

- Dieses saftige, goldgelbe Maisbrot ist ideal als Beilage zum Essen, weil man damit wunderbar Soße auftunken kann.

| Nährwerte | pro 100 g | pro Scheibe (50 g) |
|---|---|---|
| Kalorien | 228 | 114 |
| Eiweiß | 6,1 g | 3 g |
| Kohlenhydrate | 45 g | 22,5 g |
| Fett | 2,4 g | 1,2 g |
| Fruktose | 0,1 g | 0 g |
| Laktose | 0 g | 0 g |

# Striezel

1. Mehl, Germ, Vanillezucker und Zucker verrühren, die Margarine mit der Milch leicht erwärmen, darunter kneten, Salz zufügen und kneten, bis ein mittelfester Germteig entsteht.
2. Den Germteig an einem warmen Ort zugedeckt gehen lassen, bis er die doppelte Größe erreicht hat.
3. Danach den aufgegangenen Teig niederdrücken, dass er in sich zusammenfällt.
4. Durchkneten und in 3 – 4 Portionen teilen, diese zu länglichen Teigrollen formen und daraus einen Zopf flechten. Die Enden des Zopfes aneinander drücken.
5. Mit versprudeltem Ei bestreichen, auf ein mit Backpapier belegtes Blech legen und nochmals an einem warmen Ort ca. 30 Minuten gehen lassen.
6. Im vorgeheizten Backrohr bei 180 °C ca. 40 Minuten zu goldbrauner Farbe backen.

**Tipp:**

- Dieser Teig lässt sich vorzüglich zu Krampus- oder Nikolofiguren sowie Silvester-Glücksschweinchen verarbeiten.

**Zutaten für 16 Stück:**

*500 g Mehl*
*1 Pkg. Trockengerm (-hefe)*
*2 Pkg. Vanillezucker*
*50 g Traubenzucker*
*50 g Margarine*
*1/4 l ungezuckerte Sojamilch*
*Salz*
*1 Ei zum Bestreichen*

**Nährwerte pro Stück:**

| | |
|---|---|
| Kalorien | 157 |
| Eiweiß | 4,2 g |
| Kohlenhydrate | 26,6 g |
| Fett | 3,6 g |
| Fruktose | 0 g |
| Laktose | 0 g |

# Olivenbrot

**Zutaten für 12 stück:**

*500 g Mehl*
*1 Pkg. Trockengerm (-hefe)*
*2 TL Salz*
*ca. 300 ml lauwarmes Wasser*
*100 g Kalamata-Oliven (in Öl oder Salzlake)*
*getrockneter Oregano*
*Pfeffer*
*2 EL Olivenöl*

1. Aus Mehl, Trockengerm, Salz und lauwarmem Wasser einen mittelfesten Germteig kneten und zugedeckt an einem warmen Ort gehen lassen.
2. Die Oliven halbieren und entkernen.
3. Den Teig zu zwei Scheiben ausrollen, eine davon etwas größer als die andere. Die größere Scheibe auf das befettete und bemehlte Blech legen. Die Oliven darauf verteilen und mit Oregano und Pfeffer würzen.
4. Die zweite Teigplatte darauf legen, die Ränder gut zusammendrücken und den Fladen mit Olivenöl bestreichen. Mit der Gabel mehrmals in die Oberfläche stechen, 30 Minuten gehen lassen.
5. Ins 180 °C heiße vorgeheizte Rohr schieben und ca. 30 Minuten backen.

**Nährwerte pro Stück:**

| | |
|---|---|
| Kalorien | 174 |
| Eiweiß | 4,6 g |
| Kohlenhydrate | 30,7 g |
| Fett | 3,4 g |
| Fruktose | 0,4 g |
| Laktose | 0 g |

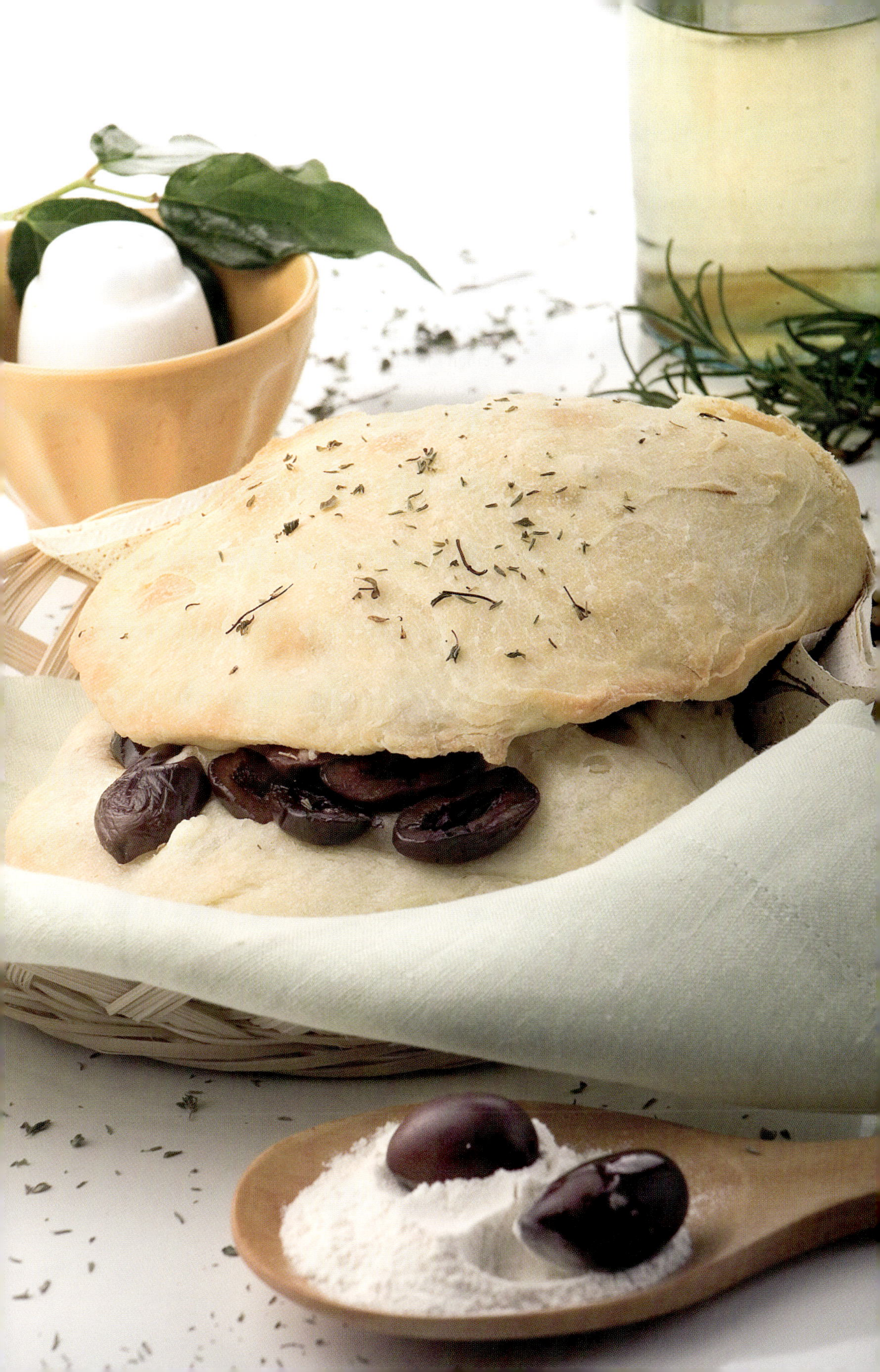

# Würziges Dinkelbrot

**Zutaten für 50 Scheiben:**

*1.200 g ausgesiebtes Dinkelmehl*
*1 Pkg. Trockengerm (-hefe)*
*3 EL Fenchel*
*3 EL Kümmel*
*3 EL Anis*
*4 TL Salz*
*lauwarmes Wasser*

**Nährwerte pro Scheibe:**

| | |
|---|---|
| Kalorien | 91 |
| Eiweiß | 2,9 g |
| Kohlenhydrate | 18 g |
| Fett | 0,7 g |
| Fruktose | 0,3 g |
| Laktose | 0 g |

1. Alle trockenen Zutaten miteinander vermengen, danach mit so viel lauwarmem Wasser verkneten, bis ein mittelfester Teig entsteht.
2. Diesen Teig zugedeckt mindestens 4 Stunden, besser über Nacht, zugedeckt an einem warmen Ort gehen lassen.
3. Danach nochmals durchkneten und zu einem Laib formen.
4. Ein Blech mit Backpapier belegen, den Laib darauf geben und wiederum ca. 40 Minuten gehen lassen.
5. Im vorgeheizten Rohr bei 200 °C ca. 50 Minuten backen.

# Nussbrot

1. Das Mehl mit der Germ, dem Salz und den Nüssen vermengen.
2. So viel lauwarmes Wasser dazugeben, bis ein mittelfester Teig entsteht.
3. Mindestens 2 – 3 Stunden zugedeckt an einem warmen Ort gehen lassen und nochmals durchkneten.
4. Zu einem Laib formen, ein Blech mit Backpapier belegen und den Laib darauf geben.
5. Nochmals gehen lassen und anschließend im vorgeheizten Rohr bei 200 °C ca. 40 – 50 Minuten backen.

**Zutaten für 40 Scheiben:**

*1 kg ausgesiebtes Dinkelmehl*
*1 Pkg. Trockengerm (-hefe)*
*2 TL Salz*
*120 g Walnüsse*
*lauwarmes Wasser*

**Nährwerte pro Scheibe:**

| | |
|---|---|
| Kalorien | 104 |
| Eiweiß | 2,9 g |
| Kohlenhydrate | 18,1 g |
| Fett | 2,1 g |
| Fruktose | 0 g |
| Laktose | 0 g |

# Bröselknödelsuppe

**Zutaten für 3 Portionen:**

**Rindsuppe:**

*300 g Rindfleisch*
*Rindsknochen*
*1 l Wasser*
*140 g Sellerie*
*Liebstöckel*
*2 Gewürznelken*
*6 Pfefferkörner*
*Salz*

**Bröselknödel:**

*25 g Margarine*
*Salz*
*Muskatnuss*
*1 Dotter (Eigelb)*
*1 Eiklar (Eiweiß)*
*8 EL Semmelbrösel*

**Nährwerte pro Portion:**

| | |
|---|---|
| Kalorien | 331 |
| Eiweiß | 26,5 g |
| Kohlenhydrate | 24,2 g |
| Fett | 14,1 g |
| Fruktose | 1,2 g |
| Laktose | 0 g |

1. **Rindsuppe:** Alle Zutaten außer dem Fleisch in kaltem Wasser zustellen. Erst wenn das Wasser heiß ist, das Fleisch zugeben.
2. Langsam köcheln lassen, bis das Fleisch gar ist. Anschließend die Suppe durch ein feines Sieb seihen. Das Fleisch separat verwenden.
3. **Bröselknödel:** Aus Margarine, Salz, Muskatnuss und Dotter einen Abtrieb machen, das Eiklar zu festem Schnee schlagen und dazugeben. Nun Brösel dazumengen, sodass ein ziemlich fester Teig entsteht.
4. Kleine Knödel formen und 10 Minuten in leicht wallendem Salzwasser ziehen lassen. Es ist empfehlenswert, ein Probeknöderl zu machen.
5. Die gekochten Bröselknödel kommen erst vor dem Anrichten in die Suppe.

**Tipp:**

- Der Sellerie kann klein geschnitten in die Suppe gegeben werden.

# Einbrennsuppe mit legiertem Ei

1. Aus Margarine und Mehl eine braune Einbrenne (Mehlschwitze) bereiten, vom Herd nehmen, mit kaltem Wasser aufgießen und gut verrühren.
2. Gewürze dazugeben und ca. 10 – 15 Minuten kochen lassen, damit das Mehl nicht roh schmeckt. (Vorsicht: Übermäßig langes Kochen ergibt Kleistergeschmack.)
3. Das Ei gut verquirlen und vor dem Anrichten in die Suppe einrühren.

**Tipp:**

- Dazu können gebähte Brot- oder Semmelwürfel gereicht werden.

**Zutaten für 3 Portionen:**

*25 g Margarine*
*25 g Mehl*
*gut 3/4 l Wasser*
*1/2 TL Minze*
*1/2 TL Kümmel*
*1/2 TL Majoran*
*1/2 TL Thymian*
*Salz*
*1 Ei*

**Nährwerte pro Portion:**

| | |
|---|---|
| Kalorien | 125 |
| Eiweiß | 3,7 g |
| Kohlenhydrate | 7,0 g |
| Fett | 9,2 g |
| Fruktose | 0,3 g |
| Laktose | 0 g |

# Kartoffelsuppe mit Speck

**Zutaten für 3 Portionen:**

*300 g speckige Kartoffeln*
*100 g Sellerie*
*Liebstöckel*
*1 Lorbeerblatt*
*Salz*
*3/4 l Wasser*
*25 g Speck*
*Majoran*
*Kümmel*
*Petersilie*
*20 g Mehl*
*Pfeffer*

1. Geschälte, würfelig geschnittene Kartoffeln, Sellerie, Liebstöckel und Lorbeerblatt mit einer Prise Salz in Wasser weich kochen.
2. Klein geschnittenen Speck anrösten, Majoran, Kümmel, Petersilie dazugeben und mit dem Mehl zusammen nochmals durchrösten.
3. Kurz vom Herd nehmen, mit etwas kaltem Wasser aufgießen und gut verrühren. Anschließend mit der Suppe aufgießen und ca. 10 – 15 Minuten kochen lassen, mit Salz und Pfeffer abschmecken.

**Nährwerte pro Portion:**

| | |
|---|---|
| Kalorien | 169 |
| Eiweiß | 4 g |
| Kohlenhydrate | 21,9 g |
| Fett | 6,9 g |
| Fruktose | 0,9 g |
| Laktose | 0 g |

# Hühnereinmachsuppe mit Butternockerln

1. **Hühnereinmachsuppe:** Hühnerklein und Sellerie rösten, mit Wasser aufgießen, Pfefferkörner und Liebstöckel zufügen, salzen und kochen.
2. Eine lichte Einmach (Mehlschwitze) aus Margarine und Mehl bereiten, kurz vom Herd nehmen, mit etwas kaltem Wasser aufgießen und gut verrühren.
3. Mit der abgeseihten Suppe zusammengießen, mit Muskat, Majoran und Petersilie würzen und sämig verkochen lassen.
4. **Butternockerln:** In den Abtrieb aus Butter, Salz und Ei das Mehl einrühren.
5. Mit einem Kaffeelöffel kleine Nockerln formen und in die Suppe einkochen.
6. Vor dem Servieren mit Zitronensaft und frischem Pfeffer aus der Mühle abschmecken.

**Tipp:**

- Auch Bröselknödel schmecken in dieser Suppe fein.

**Zutaten für 3 Portionen:**

**Hühnereinmachsuppe:**

*Hühnerklein*
*100 g Sellerie*
*3/4 l Wasser*
*Pfefferkörner*
*Liebstöckel*
*Salz*
*20 g Margarine*
*20 g Mehl*
*Muskat*
*Majoran*
*Petersilie*

**Butternockerln:**

*40 g Butter*
*Salz*
*1 Ei*
*100 g Mehl*
---
*Zitronensaft*
*Pfeffer*

**Nährwerte pro Portion:**

| | |
|---|---|
| Kalorien | 343 |
| Eiweiß | 8,5 g |
| Kohlenhydrate | 32,7 g |
| Fett | 19,9 g |
| Fruktose | 1,1 g |
| Laktose | 0,1 g |

# Kräftige Ingwer-Hühner-Suppe

**Zutaten für 3 Portionen:**

*20 g frischer Ingwer*
*1/2 Huhn (ca. 500 g mit Knochen)*
*120 g Sellerie*
*1 Petersilienwurzel (120 g)*
*Liebstöckel*
*Pfefferkörner*
*Salz*
*1 l Wasser*

1. Ingwer schälen und vierteln. Alle Zutaten in kaltem Wasser zustellen und so lange kochen, bis das Fleisch weich ist.
2. Die Suppe abseihen, den Sellerie und die Petersilienwurzel würfelig schneiden.
3. Das Hühnerfleisch vom Knochen lösen und ebenfalls in mundgerechte Stücke zerkleinern.
4. Gemüse und Fleisch zurück in die Suppe geben, mit Salz abschmecken und servieren.

**Nährwerte pro Portion:**

| | |
|---|---|
| Kalorien | 459 |
| Eiweiß | 33,7 g |
| Kohlenhydrate | 4,7 g |
| Fett | 34,2 g |
| Fruktose | 1 g |
| Laktose | 0 g |

# Krensuppe

1. Aus Sellerie, Liebstöckel, Pfefferkörnern, Gewürznelken, Minze, Melisse, Salz und Wasser eine klare Suppe kochen und abseihen.
2. Das Mehl in der Sojamilch vollkommen glatt rühren. Diese Mischung in die kochende Suppe einschlagen und 10 Minuten kochen lassen, dabei immer wieder aufschlagen.
3. Fein geriebenen Kren in etwas Butter leicht anrösten, die Suppe vom Feuer nehmen und den Kren darunter rühren.

**Tipp:**

- Dazu schmeckt Heidentommerl sehr gut.

**Zutaten für 3 Portionen:**

*120 g Sellerie*
*Liebstöckel*
*6 Pfefferkörner*
*2 Gewürznelken*
*Minze*
*Melisse*
*Salz*
*3/4 l Wasser*
*2 EL Mehl*
*1/8 l ungezuckerte Sojamilch*
*3 EL fein geriebener Kren (Meerrettich)*
*15 g Butter*

**Nährwerte pro Portion:**

| | |
|---|---|
| Kalorien | 114 |
| Eiweiß | 3,7 g |
| Kohlenhydrate | 12 g |
| Fett | 5,6 g |
| Fruktose | 1,7 g |
| Laktose | 0 g |

# Walnut-Soup

**Zutaten für 3 Portionen:**

*20 g Margarine*
*25 g Mehl*
*3/4 l Rindsuppe (siehe Bröselknödelsuppe, Seite 34)*
*Pfeffer*
*Salz*
*50 g geriebene Walnüsse*

1. Aus Margarine und Mehl eine lichte Einbrenne (Mehlschwitze) machen, kurz vom Herd nehmen und mit etwas kaltem Wasser aufgießen, gut verrühren. Die kochende Rindsuppe dazugießen und sämig verkochen lassen.
2. Mit Pfeffer und Salz abschmecken und mit der Schneerute die Nüsse hineinschlagen. Den Topf von der Herdplatte nehmen und die Suppe noch einige Minuten zugedeckt ziehen lassen.

**Nährwerte pro Portion:**

| | |
|---|---|
| Kalorien | 279 |
| Eiweiß | 18,5 g |
| Kohlenhydrate | 9,2 g |
| Fett | 18,8 g |
| Fruktose | 0,4 g |
| Laktose | 0 g |

# Truthahn-Reis-Suppe

**Zutaten für 3 Portionen:**

*Truthahnflügel (ca. 400 g mit Knochen)*
*120 g Sellerie*
*1 Lorbeerblatt*
*1 Rosmarinzweig*
*5 Pfefferkörner*
*Liebstöckel*
*ca. 1 l Wasser*
*Salz*
*80 g Reis*
*Petersilie*

1. Alle Zutaten, außer Reis und Petersilie, im Wasser weich kochen.
2. Suppe abseihen, nochmals erhitzen und den Reis einkochen. Wenn der Reis weich ist, Sellerie und Geflügelfleisch klein geschnitten der Suppe beifügen, zuletzt fein gehackte Petersilie darüber streuen.

**Nährwerte pro Portion:**

| | |
|---|---|
| Kalorien | 366 |
| Eiweiß | 29,7 g |
| Kohlenhydrate | 23,4 g |
| Fett | 16,9 g |
| Fruktose | 1 g |
| Laktose | 0 g |

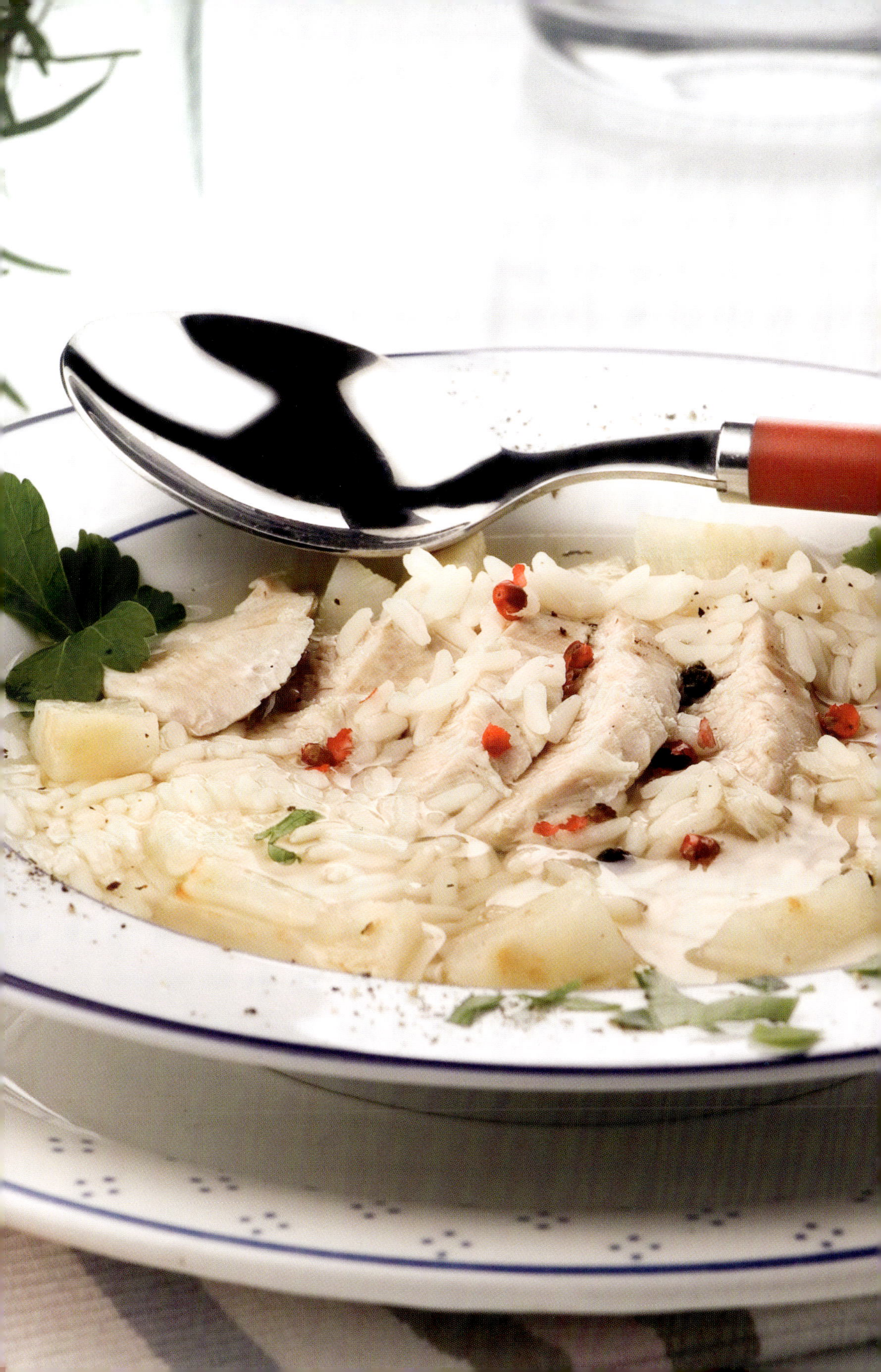

# Zucchini-Sellerie-Suppe

**Zutaten für 3 Portionen:**

*100 g Sellerie*
*Liebstöckel*
*Minze*
*Melisse*
*4 Pfefferkörner*
*1 Gewürznelke*
*Salz*
*3/4 l Wasser*
*25 g Margarine*
*25 g Mehl*
*1/4 l kaltes Wasser*
*1 kleine Zucchini (120 g)*
*Zitronensaft*
*Pfeffer*
*frisches Basilikum*

**Nährwerte pro Portion:**

| | |
|---|---|
| Kalorien | 122 |
| Eiweiß | 2,6 g |
| Kohlenhydrate | 11,1 g |
| Fett | 7,4 g |
| Fruktose | 2 g |
| Laktose | 0 g |

1. Aus Sellerie, Liebstöckel, Minze, Melisse, Pfefferkörnern, Gewürznelke, Salz und Wasser eine klare Suppe kochen.
2. Aus Margarine und Mehl eine lichte Einbrenne (Mehlschwitze) machen, kurz vom Herd nehmen, mit kaltem Wasser aufgießen und gut durchrühren.
3. Anschließend mit klarer Suppe auffüllen, klein geschnittene Zucchini hinzufügen und 10 – 15 Minuten verkochen lassen.
4. Den weich gekochten Sellerie dazu geben und anschließend alles pürieren.
5. Zuletzt mit Zitronensaft, frisch gemahlenem Pfeffer und Salz abschmecken.
6. Vor dem Servieren Basilikum darüber streuen.

**Tipp:**

- Mit Polenta schmeckt diese Suppe sehr gut: Einfach gekochten Polenta in den Teller geben und die Suppe darüber gießen.

# Zuppa pavese

1. Für jede Person eine Toastbrotscheibe in heißem Öl beidseitig goldgelb rösten.
2. In kochender Rindsbouillon pro Portion ein Ei pochieren (vorsichtig in die leicht wallende Suppe gleiten und ca. 3 Minuten ziehen lassen).
3. Nun die pochierten Eier behutsam in die Tassen geben. Die gerösteten Brotschnitten hineinlegen und die Bouillon eingießen.
4. Mit geriebenem Käse bestreuen und bei Oberhitze im Rohr kurz gratinieren.

**Zutaten für 3 Portionen:**

*3 Toastbrotscheiben*
*3 TL Olivenöl*
*3 Eier*
*3/4 l Rindsuppe (siehe Bröselknödelsuppe, Seite 34)*
*3 EL geriebener Emmentaler*

**Nährwerte pro Portion:**

| | |
|---|---|
| Kalorien | 496 |
| Eiweiß | 35,2 g |
| Kohlenhydrate | 24,4 g |
| Fett | 28,6 g |
| Fruktose | 0,2 g |
| Laktose | 0 g |

# Avocado-Omelette

**Zutaten für 2 Portionen:**

*4 Eier*
*1/8 l ungezuckerte Sojamilch*
*40 g Emmentaler*
*Salz*
---
*10 Oliven*
*1 Avocado*
*grüne Pfefferkörner*
---
*1 TL Olivenöl*
*einige Rucolablätter*

1. Eier mit Sojamilch verquirlen, Käse klein schneiden, zu den Eiern geben, salzen.
2. Oliven entkernen und klein schneiden.
3. Avocado halbieren, den Kern entfernen, das Fruchtfleisch aus der Schale heben und mit der Gabel zerdrücken. Die zerkleinerten Oliven zufügen und mit zerdrückten grünen Pfefferkörnern und Salz würzen.
4. In der Pfanne Öl erhitzen, die Eimasse einige Millimeter dick eingießen und stocken lassen. Die Pfanne vom Herd nehmen, Omelette mit der Avocadomischung zur Hälfte belegen und zugedeckt kurz „anwärmen“.
5. Mit Rucolablättern belegen, die Omelette in der Mitte zusammenschlagen und sofort servieren.

**Nährwerte pro Portion:**

| | |
|---|---|
| Kalorien | 567 |
| Eiweiß | 26,1 g |
| Kohlenhydrate | 3 g |
| Fett | 50,7 g |
| Fruktose | 0,5 g |
| Laktose | 0 g |

# Eiernockerln

1. Das gesalzene Mehl mit Olivenöl, Ei und Wasser zu einem weichen Teig verarbeiten, kurz abschlagen.
2. Aus dem Teig mit einem Löffel Nockerln stechen und in Salzwasser leicht wallend kochen lassen. Anschließend abseihen, mit kaltem Wasser abschrecken und in heißer Butter schwenken.
3. 2 Eier versprudeln, über die Nockerln gießen und stocken lassen. Mit gewiegter Petersilie bestreut anrichten.

**Tipp:**

- Die Nockerln sind ohne Eierspeise vorzüglich als Beilage geeignet.

**Zutaten für 2 Portionen:**

*200 g Mehl*
*Salz*
*1 EL Olivenöl*
*1 Ei*
*ca. 110 ml Wasser*
*15 g Butter*
---
*2 Eier*
*Petersilie*
*Salz*

| Nährwerte | pro Portion mit Ei | pro Portion ohne Ei |
|---|---|---|
| Kalorien | 578 | 482 |
| Eiweiß | 21,7 g | 13,7 g |
| Kohlenhydrate | 72 g | 71,2 g |
| Fett | 22,3 g | 15,6 g |
| Fruktose | 0,2 g | 0,1 g |
| Laktose | 0 g | 0 g |

# Basilikum-Nudeln

**Zutaten für 2 Portionen:**

*250 g Teigwaren*
*reichlich frisches Basilikum*
*1 EL natives Olivenöl extra*
*16 Stück schwarze Oliven*
*frisch gemahlener Pfeffer*
*Salz*

1. Beliebige Teigwaren in Salzwasser kochen, abseihen und abschrecken.
2. Basilikumblätter abzupfen, waschen und in einem Geschirrtuch trocken schleudern.
3. Olivenöl in einer Pfanne erwärmen, Teigwaren darin schwenken, Oliven und reichlich Basilikumblätter dazugeben.
4. Mit Salz und frisch gemahlenem Pfeffer abschmecken und heiß servieren.

**Tipp:**

Sie können die Basilikum-Nudeln auch mit Naturtofu (gebraten oder gedämpft) servieren (siehe Foto).

**Nährwerte pro Portion:**

| | |
|---|---|
| Kalorien | 542 |
| Eiweiß | 16 g |
| Kohlenhydrate | 86,9 g |
| Fett | 13,9 g |
| Fruktose | 0,4 g |
| Laktose | 0 g |

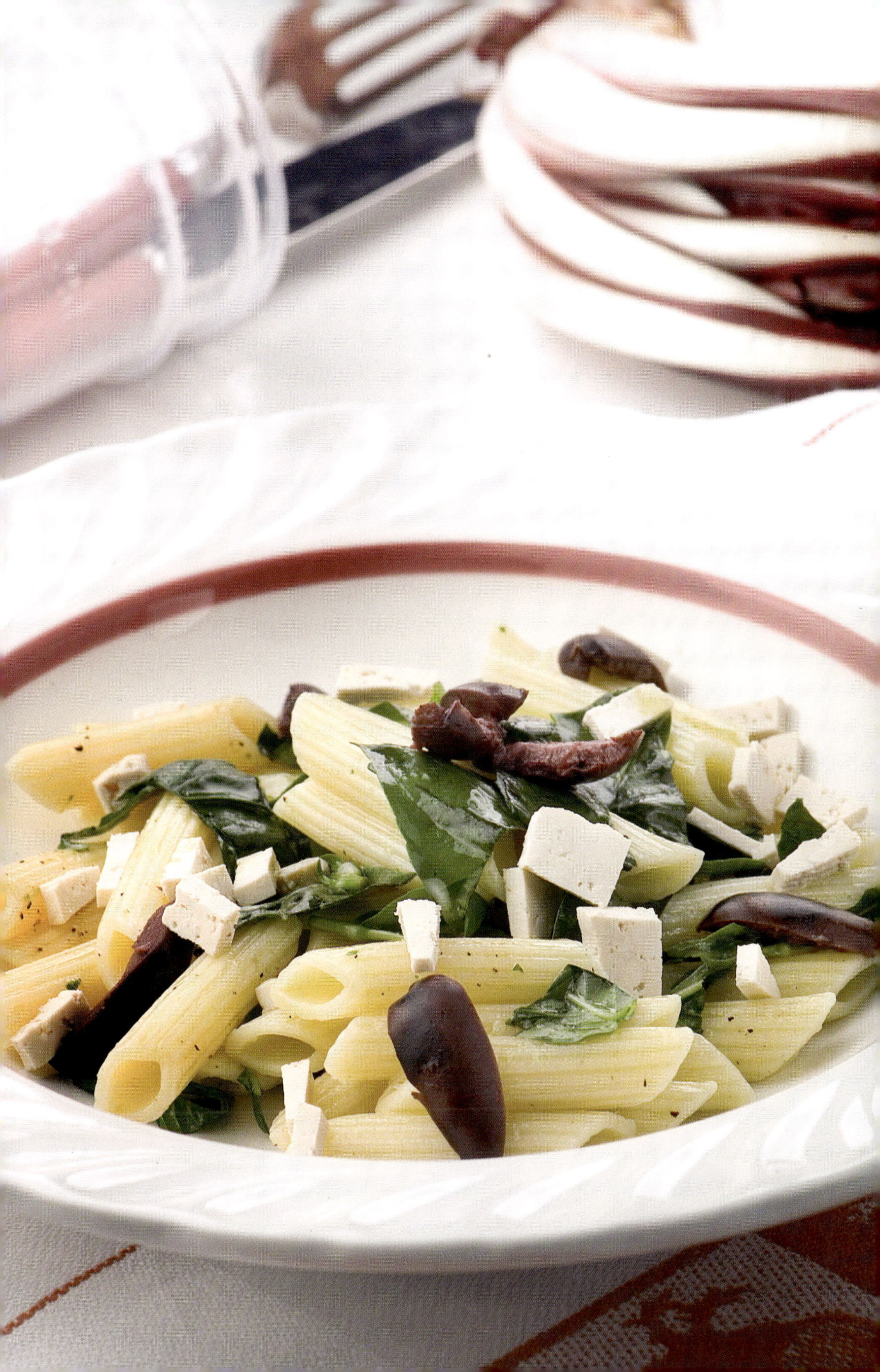

# Kartoffelknödel mit Pilzfülle

**Zutaten für 2 Portionen:**

**Fülle:**

*8 Schii-Take-Pilze*
*30 g Sellerie*
*1 TL Olivenöl*
*Petersilie*
*Kreuzkümmel*
*1 EL Sonnenblumenkerne*
*grüner Pfeffer*
*Salz*

**Teig:**

*300 g Kartoffeln, mehlig*
*25 g Margarine*
*80 g Mehl*
*20 g Grieß*
*Salz*
*1 Ei*

**Nährwerte pro Portion:**

| | |
|---|---|
| Kalorien | 558 |
| Eiweiß | 16,9 g |
| Kohlenhydrate | 77,7 g |
| Fett | 22 g |
| Fruktose | 1,5 g |
| Laktose | 0 g |

1. **Fülle:** Getrocknete Pilze abwaschen, ca. 60 Minuten in heißem Wasser quellen lassen, ausdrücken und klein schneiden.
2. Sellerie in kleine Würfel schneiden und mit den Pilzen in Öl anrösten. Mit fein gehackter Petersilie und wenig Kreuzkümmel würzen, mit etwas Wasser aufgießen und weich dünsten.
3. Auskühlen lassen und pürieren oder faschieren. Anschließend Sonnenblumenkerne sowie zerdrückte grüne Pfefferkörner und Salz zufügen.
4. **Teig:** Kartoffeln kochen, schälen und passieren. Margarine darauf zergehen lassen, Mehl, Grieß und Salz dazugeben. Eine Grube machen, das Ei einrühren, rasch durchkneten und aus dem Teig eine Rolle formen.
5. Diese in 6 gleich große Teile schneiden, flach drücken und mit Fülle belegen.
6. Den Teig gut um die Füllmasse schließen, zu Knödeln formen und in leicht wallendem Salzwasser ungefähr 10 Minuten ziehen lassen.

**Tipp:**

- Ist der Teig zu weich, noch etwas Grieß zufügen.

# Kartoffelpuffer

1. Die rohen Kartoffeln schälen und grob reiben. Die Kartoffelmasse auspressen, damit die Flüssigkeit entfernt wird.
2. Das Ei zugeben, salzen, pfeffern, mit Majoran würzen und zuletzt das Mehl zufügen.
3. Die Masse mit einem großen Löffel portionsweise in heißes Öl geben, auseinander streichen und auf beiden Seiten hellbraun backen.
4. Die Kartoffelpuffer müssen sofort heiß serviert werden, am besten mit grünem Salat.

**Tipp:**

- Eine köstliche Variante erhält man durch die Verwendung von Buchweizenmehl.

**Zutaten für 2 Portionen:**

*450 g Kartoffeln, festkochend*
*1 Ei*
*Salz*
*Pfeffer*
*Majoran*
*ca. 2 EL Mehl*
---
*Olivenöl*

**Nährwerte pro Portion:**

| | |
|---|---|
| Kalorien | 351 |
| Eiweiß | 10,2 g |
| Kohlenhydrate | 45,1 g |
| Fett | 13,8 g |
| Fruktose | 0,7 g |
| Laktose | 0 g |

# Kartoffelstrudel

**Zutaten für 2 Portionen:**

**Teig:**

*130 g glattes Mehl*
*1 EL Olivenöl*
*ca. 1/16 l lauwarmes Wasser*
*1/2 TL Zitronensaft*
*1 Prise Salz*
*1 TL Olivenöl zum Bestreichen der Teigkugel*

**Fülle:**

*375 g rohe geschälte Kartoffeln, festkochend*
*2 EL Olivenöl*
*Majoran*
*Salz*
*Pfeffer*

1. **Teig:** Alle Zutaten zu einem Teig verarbeiten und so lange kneten, bis er seidig glatt ist. Die Teigkugel mit Öl bestreichen und zugedeckt mindestens 1/2 Stunde rasten lassen.
2. Kartoffeln grob reiben und in Wasser legen.
3. Den Strudelteig auf einem bemehlten Tuch nicht zu dünn ausziehen und mit Olivenöl beträufeln. Die ausgedrückten Kartoffeln auf dem Strudelteig verteilen und mit Majoran, Salz und reichlich Pfeffer würzen.
4. Mit Hilfe des Tuches den Strudel einrollen. Auf ein mit Backpapier belegtes Blech legen und im vorgeheizten Rohr bei 180 °C ca. 40 Minuten backen.
5. Damit der Teig nicht austrocknet, empfiehlt es sich, den Strudel in der ersten Hälfte der Backzeit mit Backpapier abzudecken.

**Nährwerte pro Portion:**

| | |
|---|---|
| Kalorien | 514 |
| Eiweiß | 10,4 g |
| Kohlenhydrate | 75,1 g |
| Fett | 18,4 g |
| Fruktose | 0,7 g |
| Laktose | 0 g |

# Faschierte Kräuterlaibchen

1. Die gehackten Kräuter gut miteinander vermischen.
2. Faschiertes verkneten und Laibchen formen. Beidseitig gut salzen und pfeffern, zuerst in der Kräutermischung und danach in Mehl wälzen.
3. In heißem Fett langsam goldbraun braten.

**Tipp:**

- Dazu schmecken sehr gut Kartoffelpüree und gedämpfter Kochsalat.

**Zutaten für 2 Portionen:**

*frische oder getrocknete Kräuter z. B.: Thymian, Rosmarin, Petersilie, Basilikum, Salbei*

*300 g Faschiertes (Hackfleisch)*

*Salz*

*Pfeffer*

*2 EL Mehl zum Andrücken*

*Olivenöl zum Braten*

**Nährwerte pro Portion:**

| | |
|---|---|
| Kalorien | 483 |
| Eiweiß | 29,8 g |
| Kohlenhydrate | 11,9 g |
| Fett | 35,4 g |
| Fruktose | 0,4 g |
| Laktose | 0 g |

# Fischrisotto

**Zutaten für 2 Portionen:**

*Liebstöckel*
*2 Tassen Wasser*
*100 g Schwarzwurzeln*
*Zitronensaft*
*300 g Dorschfilet*
*50 g Karotten*
*1 TL Olivenöl*
*Salz*
*Pfeffer*
*1 Tasse Reis*
*1 Rosmarinzweig*
*Petersilie*

1. Liebstöckel in Wasser aufkochen, sodass eine Suppe zum Aufgießen entsteht.
2. Schwarzwurzeln kräftig bürsten, schälen, in Stücke schneiden und sofort in kaltes Zitronenwasser legen.
3. Dorschfilet in Würfel schneiden und mit den zerkleinerten Karotten in Öl anrösten. Salzen und pfeffern, Reis und Schwarzwurzeln dazugeben, mit Suppe aufgießen. Rosmarinzweig und fein gehackte Petersilie zufügen und zugedeckt weich dünsten.

**Nährwerte pro Portion:**

| | |
|---|---|
| Kalorien | 514 |
| Eiweiß | 36,5 g |
| Kohlenhydrate | 80,6 g |
| Fett | 4,2 g |
| Fruktose | 0,7 g |
| Laktose | 0 g |

# Forelle Müllerin

**Zutaten für 2 Portionen:**

*2 küchenfertige Forellen*
*Salz*
*2 EL ungezuckerte Sojamilch*
*2 EL Mehl*
*1 EL Olivenöl*
*20 g zerlassene Butter*
*1/2 Zitrone*
*Petersilie*

1. Die Forellen waschen, gut abtrocknen, innen und außen salzen, in Sojamilch eintauchen und in Mehl wälzen.
2. In einer Bratpfanne Öl erhitzen, die Forellen hineinlegen und kurz niederdrücken, da sie sich sonst aufbiegen.
3. Ca. 5 Minuten auf jeder Seite goldgelb braten. Zwischendurch öfter mit zerlassener Butter beträufeln.
4. Die Forelle mit Zitronenspalte und frischer Petersilie bestreut servieren.

**Nährwerte pro Portion:**

| | |
|---|---|
| Kalorien | 343 |
| Eiweiß | 32,8 g |
| Kohlenhydrate | 10,9 g |
| Fett | 18,7 g |
| Fruktose | 0,1 g |
| Laktose | 0,1 g |

# Geflügelleber im Reisbett

**Zutaten für 2 Portionen:**

*1 Tasse Reis*
*2 Gewürznelken*
*2 Tassen Wasser*
*Salz*
*Liebstöckel*
*300 g Geflügelleber*
*reichlich frische Salbeiblätter*
*1 EL Olivenöl*
*grüne Pfefferkörner, zerdrückt*

1. Reis mit den zwei Gewürznelken in doppelter Menge gesalzenem Wasser weich dünsten.
2. Liebstöckel in Wasser für eine kleine Menge Suppe aufkochen.
3. Leber in mundgerechte Stücke schneiden, mit Salbeiblättern würzen, in Öl rundherum gut anbraten, mit Suppe aufgießen, Pfefferkörner darüber streuen, fertig garen.
4. Reis auf Teller geben, Leber salzen und mit dem Saft auf dem Reis anrichten.

**Nährwerte pro Portion:**

| | |
|---|---|
| Kalorien | 611 |
| Eiweiß | 35,7 g |
| Kohlenhydrate | 86,5 g |
| Fett | 12,9 g |
| Fruktose | 0,6 g |
| Laktose | 0 g |

# Geschnetzeltes mit Sardellen

**Zutaten für 2 Portionen:**

*8 Oliven*
*5 g frische Ingwerknolle*
*6 Sardellenfilets*
*reichlich frischer Rosmarin*
*1 TL Olivenöl*
*300 g Putengeschnetzeltes*
*Pfeffer*
*Salz*

1. Oliven entkernen.
2. Ein kleines Ingwerstück abschälen.
3. Sardellenfilets auf Küchenpapier abtropfen lassen und abtrocknen.
4. Rosmarin abrebeln.
5. Alles fein hacken.
6. Öl in der Pfanne erhitzen, Geschnetzeltes anbraten.
7. Die fein gehackten Oliven, Ingwerstücke, Rosmarin und Sardellenfilets dazugeben.
8. Mit frischem Pfeffer aus der Mühle und Salz würzen. Alles gut durchrösten.

**Tipp:**

- Dazu schmeckt Couscous sehr gut.

**Nährwerte pro Portion:**

| | |
|---|---|
| Kalorien | 228 |
| Eiweiß | 42,2 g |
| Kohlenhydrate | 1,1 g |
| Fett | 5,8 g |
| Fruktose | 0,4 g |
| Laktose | 0 g |

# Hasenragout

**Zutaten für 2 Portionen:**

*ca. 500 ml Wasser*
*1 EL Zitronensaft*
*Salz*
*1 Lorbeerblatt*
*8 Pfefferkörner*
*2 Gewürznelken*
*1/4 Zimtrinde*
*1 Stämmchen Thymian*
*Hasenjunges (Brust, Vorderläufe, Herz und Leber, ca. 600 g mit Knochen)*
*120 g Sellerie*

**Soße:**

*20 g Mehl*
*20 g Margarine*
*Zitronensaft*
*grüner Pfeffer*
*Salz*

1. In einer Kasserolle Wasser mit Zitronensaft säuern, salzen, Gewürze zufügen und alles erhitzen. Das Fleisch hineingeben und halb weich kochen.
2. Sellerie grob reiben, über das Fleisch streuen und alles langsam garen.
3. Anschließend das Fleisch herausnehmen und den Kochsud abseihen.
4. **Soße:** Aus Mehl und Margarine eine Einmach (Mehlschwitze) bereiten, mit etwas kaltem Wasser gut verrühren, mit dem Kochsud aufgießen und ca. 10 Minuten kochen lassen.
5. Mit Zitronensaft, zerdrücktem grünem Pfeffer und Salz abschmecken.
6. Die gekochten Hasenteile mit dem Sellerie in die Soße geben.

**Tipp:**

- Semmel- oder Kartoffelknödel passen sehr gut dazu.

**Nährwerte pro Portion:**

| | |
|---|---|
| Kalorien | 308 |
| Eiweiß | 35,1 g |
| Kohlenhydrate | 13,8 g |
| Fett | 12,2 g |
| Fruktose | 2,1 g |
| Laktose | 0 g |

# Hühnchen im Ingwerkleid

**Zutaten für 4 Portionen:**

*1 Huhn (ca. 1.200 g mit Knochen)*

*200 g frische Ingwerknolle*

*Salz*

1. Am Vorabend Wasser erhitzen, das Huhn 5 Minuten darin kochen, abkühlen lassen.
2. Ingwer schälen und fein reiben.
3. Das Huhn mit Salz und fein geriebenem Ingwer dick einreiben und zugedeckt im Kühlschrank über Nacht ziehen lassen.
4. Am nächsten Tag das Backrohr auf 200 °C vorheizen, das Huhn in einer Pfanne mit Deckel im Rohr braten. Die letzten 15 Minuten abdecken, damit die Haut schön knusprig wird.

**Tipp:**

- Dazu passen Serviettenknödel und Endiviensalat mit einem Hauch von frischem Thymian.

**Nährwerte pro Portion:**

| | |
|---|---|
| Kalorien | 375 |
| Eiweiß | 55 g |
| Kohlenhydrate | 4,5 g |
| Fett | 15,1 g |
| Fruktose | 1,8 g |
| Laktose | 0 g |

# Lachsnudeln

1. Nudeln in Salzwasser kochen.
2. Lachs in mundgerechte Stücke schneiden und in Öl braten, bis er gar ist. Falls notwendig, etwas Wasser zugeben.
3. Mit Salz und zerdrücktem grünem Pfeffer würzen, Seidentofu zufügen, mit etwas Zitronensaft abschmecken.
4. Die gekochten Nudeln abseihen, abschrecken und mit dem Lachs gut verrühren.

**Tipp:**

- Als grüne Farbtupfer machen sich Rucola-Blätter sehr gut.

**Zutaten für 2 Portionen:**

*200 g breite Bandnudeln*

---

*150 g Lachs*
*1 TL Olivenöl*
*Salz*
*grüne Pfefferkörner*
*180 g Seidentofu*
*Zitronensaft*

**Nährwerte pro Portion:**

| | |
|---|---|
| Kalorien | 524 |
| Eiweiß | 31,2 g |
| Kohlenhydrate | 69,6 g |
| Fett | 12,9 g |
| Fruktose | 0,3 g |
| Laktose | 0 g |

# Kräuterhuftsteak

**Zutaten für 2 Portionen:**

*6 Shii-Take-Pilze*
*Liebstöckel*
*je 1 EL Kräuter (Rosmarin, Thymian, Estragon, Petersilie)*
*300 g Huftsteak*
*Salz*
*Pfeffer*
*1 EL Olivenöl*
*1 TL Kümmel*

1. Getrocknete Schii-Take-Pilze 60 Minuten in heißem Wasser quellen lassen, ausdrücken und klein schneiden.
2. Liebstöckel in Wasser aufkochen, sodass eine Suppe zum Aufgießen entsteht.
3. Kräuter waschen, trocknen und fein hacken.
4. Fleisch in Scheiben schneiden, salzen, pfeffern und im gut erhitzten Öl rundum goldbraun anbraten, aus der Pfanne nehmen und warm halten.
5. Im Bratrückstand die Pilze und den Kümmel durchrösten, die Kräuter dazugeben. Danach das Fleisch wieder dazugeben, mit Suppe aufgießen und alles langsam fertig dünsten.

**Tipp:**

- Als Beilage passen Reis oder auch Taschenknödel.

**Nährwerte pro Portion:**

| | |
|---|---|
| Kalorien | 312 |
| Eiweiß | 36,6 g |
| Kohlenhydrate | 19,2 g |
| Fett | 12,3 g |
| Fruktose | 1,4 g |
| Laktose | 0 g |

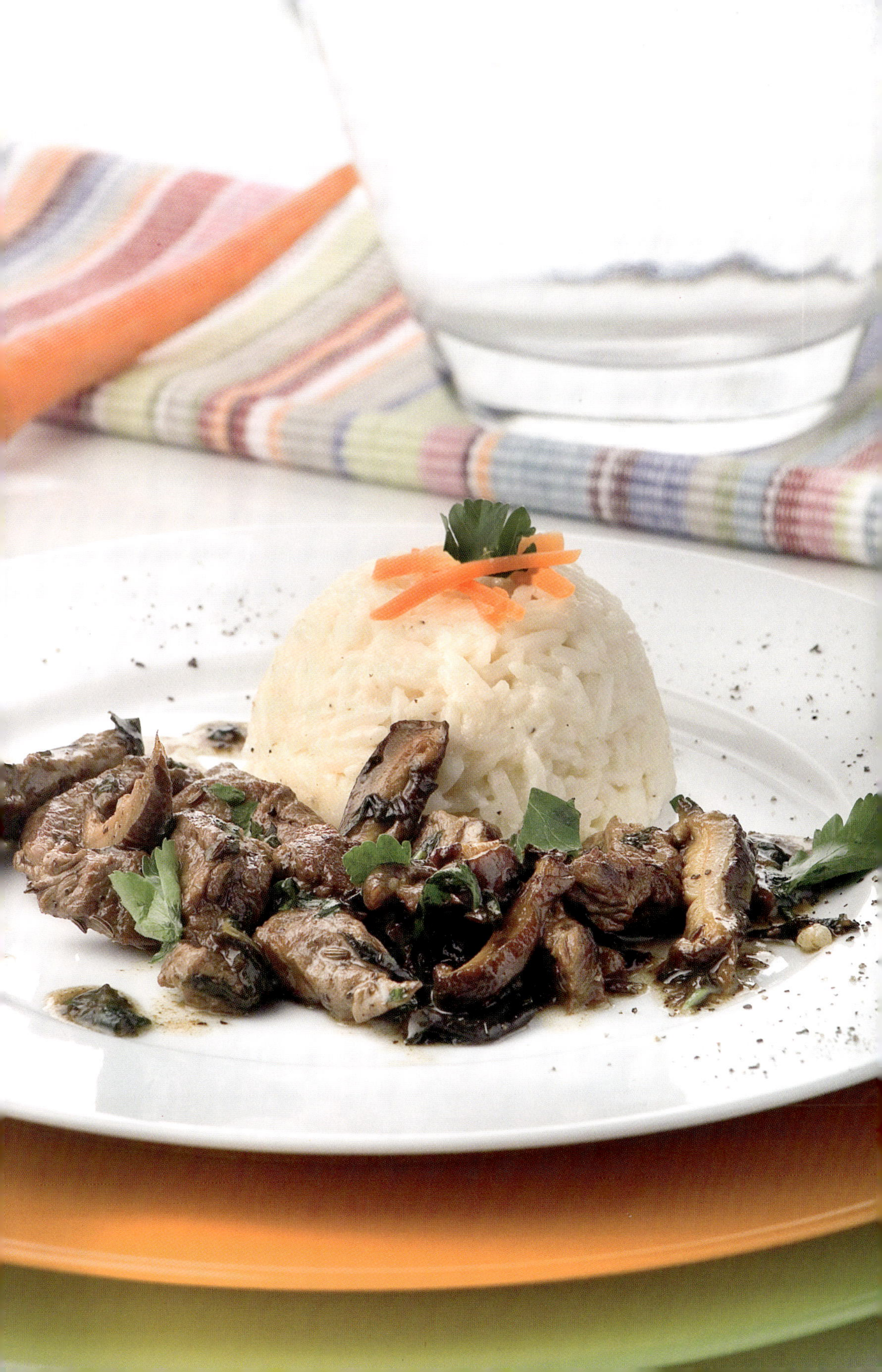

# Lammsteak

**Zutaten für 2 Portionen:**

*2 Lammsteaks zu je 150 g*
*frischer Rosmarin*
*Thymian*
*Pfeffer aus der Mühle*
*1 EL Olivenöl*
*Salz*

1. Die Steaks mit reichlich gehacktem Rosmarin, Thymian und grob gemahlenem Pfeffer einreiben und einige Stunden oder besser über Nacht zugedeckt im Kühlschrank ziehen lassen.
2. In einer geölten Pfanne die Steaks beidseitig je nach Dicke und Vorliebe einige Minuten braten, salzen und mit Butterkartoffeln und Endiviensalat servieren.

**Nährwerte pro Portion:**

| | |
|---|---|
| Kalorien | 353 |
| Eiweiß | 28,1 g |
| Kohlenhydrate | 1,2 g |
| Fett | 26,4 g |
| Fruktose | 0,5 g |
| Laktose | 0 g |

# Mangold- oder Spinat-Tofu

1. Tofu in größere Würfel schneiden und in Öl leicht anbraten.
2. Gewaschene und trockengeschleuderte Mangoldblätter auf die Tofuwürfel legen und zugedeckt bei niedriger Hitze kurz dünsten. Der Mangold darf nicht „zerkocht" werden.
3. Mit frisch geriebener Muskatnuss, Pfeffer aus der Mühle und Salz würzen und rasch servieren.

**Tipp:**

- Mangold kann durch Blattspinat ersetzt werden.

**Zutaten für 2 Portionen:**

*250 g Natur-Tofu*
*1 TL Olivenöl*
*300 g Mangold*
*Muskatnuss*
*Pfeffer*
*Salz*

**Nährwerte pro Portion:**

| | |
|---|---|
| Kalorien | 181 |
| Eiweiß | 16,6 g |
| Kohlenhydrate | 5,9 g |
| Fett | 9,8 g |
| Fruktose | 1,2 g |
| Laktose | 0 g |

# Mangold-Tofu-Strudel

**Zutaten für 2 Portionen:**

**Teig:**

*130 g glattes Mehl*
*1 EL Olivenöl*
*ca. 1/16 l lauwarmes Wasser*
*1/2 TL Zitronensaft*
*1/2 gestrichener TL Salz*
*1 TL Olivenöl zum Bestreichen der Teigkugel*

**Fülle:**

*200 g Natur-Tofu*
*Salz*
*Pfeffer*
*Muskatnuss*
*Kreuzkümmel*
*1 TL Olivenöl*
---
*2 EL geröstetes Sesamöl*
*200 g Mangoldblätter*

**Nährwerte pro Portion:**

| | |
|---|---|
| Kalorien | 522 |
| Eiweiß | 19,4 g |
| Kohlenhydrate | 50,8 g |
| Fett | 26,5 g |
| Fruktose | 0,9 g |
| Laktose | 0 g |

1. **Teig:** Alle Zutaten zu einem Teig verarbeiten und so lange kneten, bis er seidig glatt ist. Die Teigkugel mit Öl bestreichen und zugedeckt mindestens 1/2 Stunde rasten lassen.
2. **Fülle:** Den würfelig geschnittenen Tofu kräftig würzen, gut durchrösten und auskühlen lassen.
3. Den Strudelteig auf einem bemehlten Tuch ausziehen, mit Sesamöl bestreichen und gleichmäßig mit den Mangoldblättern belegen (Teigrand freilassen).
4. Den gerösteten Tofu darauf verteilen, den Strudel mithilfe des Tuches einrollen und auf ein vorbereitetes Blech legen, mit Sesamöl bestreichen und im vorgeheizten Rohr bei 200 °C ca. 30 Minuten backen.

**Tipp:**

► Es empfiehlt sich, den Strudel in der ersten Hälfte der Backzeit mit Backpapier abzudecken.

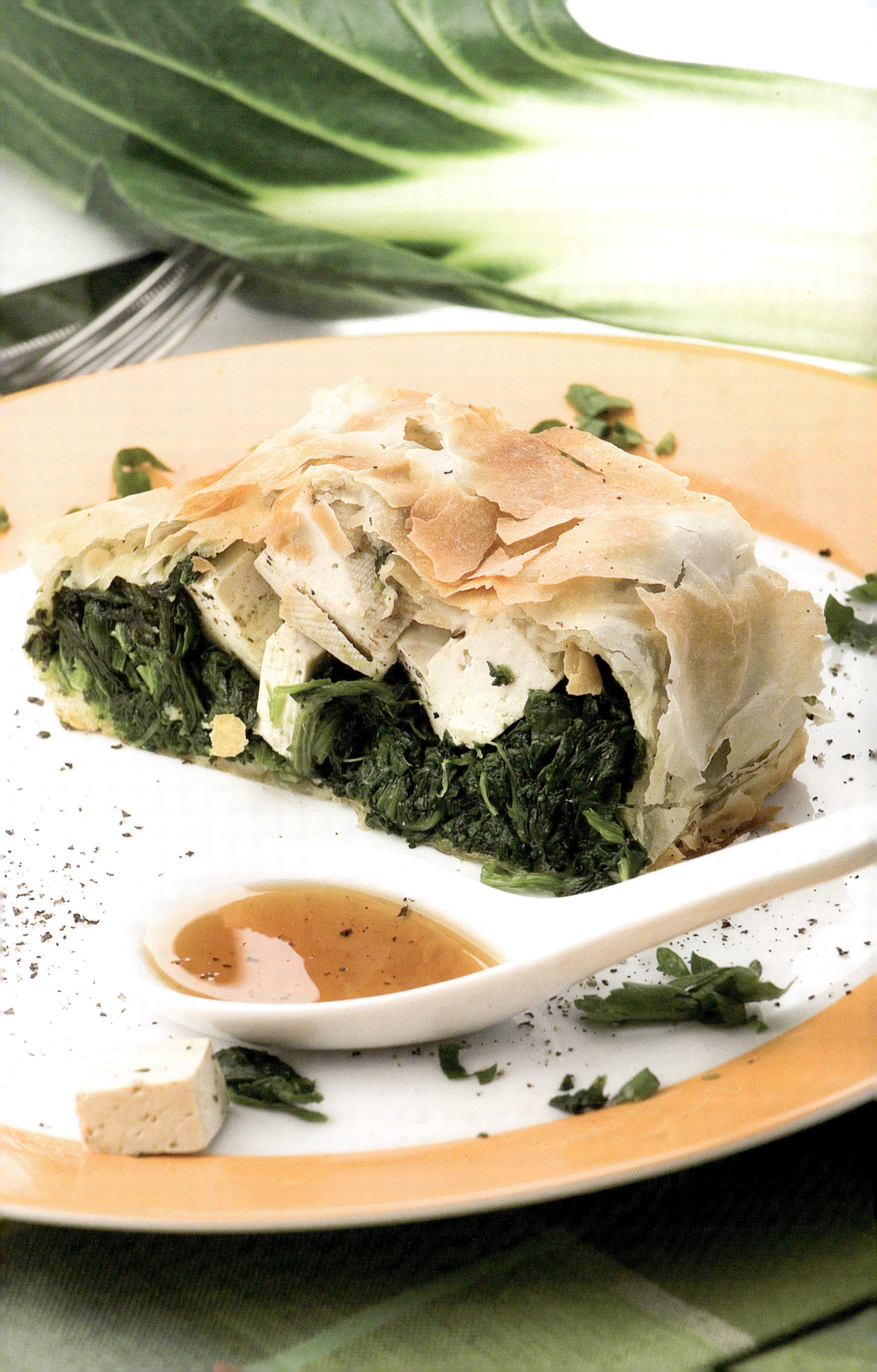

# Mangold-Omelette

**Zutaten für 2 Portionen:**

*300 g Mangold*
*4 Eier*
*1/8 l ungezuckerte Sojamilch*
*Salz*
*Petersilie*
*1 TL Olivenöl*
*Muskatnuss*
*Pfeffer aus der Mühle*

1. Mangold waschen und dämpfen.
2. Eier mit Milch, Salz und fein gehackter Petersilie verquirlen.
3. In einer Pfanne Öl erhitzen, die Eimasse einige Millimeter dick eingießen und stocken lassen.
4. Die gedämpften Mangoldblätter auf die noch weiche obere Schicht legen, mit frisch geriebener Muskatnuss, Pfeffer und Salz würzen.
5. Die Omelette in der Mitte zusammenschlagen und sofort servieren.

**Nährwerte pro Portion:**

| | |
|---|---|
| Kalorien | 273 |
| Eiweiß | 21 g |
| Kohlenhydrate | 6,6 g |
| Fett | 17,9 g |
| Fruktose | 1,2 g |
| Laktose | 0 g |

# Pute natur

**Zutaten für 2 Portionen:**

*frischer Rosmarin*
*grüne Pfefferkörner*
*300 g Putenschnitzel*
*1 EL Olivenöl*
*Salz*

1. Rosmarin hacken, grüne Pfefferkörner zerdrücken.
2. Fleisch trockentupfen und mit Rosmarin und grünem Pfeffer würzen.
3. Öl in einer Pfanne erhitzen, Putenschnitzel einlegen, salzen und rasch auf beiden Seiten braun braten.
4. Die gebratenen Schnitzel aus der Pfanne nehmen und warm stellen.
5. Den Bratrückstand mit etwas Wasser aufgießen, mit Pfeffer und Salz abschmecken. Den Saft über die Schnitzel gießen.

**Nährwerte pro Portion:**

| | |
|---|---|
| Kalorien | 207 |
| Eiweiß | 36,2 g |
| Kohlenhydrate | 0,461 g |
| Fett | 6,5 g |
| Fruktose | 0,2 g |
| Laktose | 0 g |

# Pizza

1. Mehl, Germ, Wasser, Margarine und Salz zu einem festen Germteig verarbeiten, zugedeckt 1 Stunde gehen lassen.
2. Den Teig nochmals kneten, ausrollen, auf ein gefettetes und bemehltes Blech legen, mit Olivenöl beträufeln und belegen.
3. Den Belag mit Salz, Pfeffer und Oregano würzen, dünn mit Käse belegen, im vorgeheizten Rohr bei 180 °C ca. 30 Minuten backen.

### Tipps:

- Ungebackener Pizzateig eignet sich gut zum Einfrieren.
- **Vorschläge für den Belag:** Avocadoscheiben, zerkleinerte Schii-Take-Pilze in Öl-Butter-Gemisch gebraten, selbst gewürzter Naturtofu, hart gekochte Eier, Schinken (beim Kauf auf die Würzzutaten achten!), Speck, Sardellenfilets, gedünstete Spargelstücke (Spargel frisch, nicht aus der Dose), Tomatenscheiben.

**Zutaten für 2 Portionen:**

**Teig:**

*250 g Mehl*
*1/2 Pkg. Trockengerm (-hefe)*
*1/8 l lauwarmes Wasser*
*35 g Margarine*
*1/2 TL Salz*

**Belag:**

*1 EL Olivenöl*
*120 g Zucchinischeiben*
*100 g Champignons in Scheiben geschnitten*
*150 g blanchierter Spinat*
*150 g Tunfisch natur*
*16 Oliven*
*100 g geschnittener Emmentaler*

**Nährwerte pro Portion:**

| | |
|---|---|
| Kalorien | 996 |
| Eiweiß | 48,3 g |
| Kohlenhydrate | 91,4 g |
| Fett | 48,1 g |
| Fruktose | 0,6 g |
| Laktose | 0 g |

# Perlhuhn

**Zutaten für 2 Portionen:**

*1/2 Perlhuhn (ca. 500 g mit Knochen)*
*Liebstöckel*
*100 g Cremechampignons*
*1/2 Aubergine*
*1 EL Olivenöl*
*1 Rosmarinzweig*
*Zitronensaft*

1. Perlhuhn zerteilen, die Haut abziehen, das Huhn mit reichlich Zitronensaft marinieren und mindestens 1 Stunde (besser länger) durchziehen lassen.
2. Liebstöckel in Wasser aufkochen, sodass eine Suppe zum Aufgießen entsteht.
3. Champignons putzen, Aubergine zerkleinern.
4. Perlhuhnteile abtrocknen, in heißem Öl anbraten, Champignons, Aubergine und Rosmarinzweig hinzufügen und mit Suppe aufgießen.
5. Zugedeckt unter mehrmaligem Wenden und Aufgießen weich dünsten.

**Nährwerte pro Portion:**

| | |
|---|---|
| Kalorien | 286 |
| Eiweiß | 32,4 g |
| Kohlenhydrate | 2,5 g |
| Fett | 16,2 g |
| Fruktose | 0,8 g |
| Laktose | 0 g |

# Rosmarin–Truthahnkeule

1. Die Putenkeule der Länge nach bis zum Knochen aufschneiden und auseinander drücken.
2. Rosmarin hacken, Putenkeule mit reichlich frischem Rosmarin einreiben und über Nacht im Kühlschrank ziehen lassen.
3. Liebstöckel in Wasser aufkochen, damit eine Suppe zum Aufgießen entsteht.
4. Putenkeule salzen, in heißem Öl anbraten und zugedeckt mit etwas Suppe in der Pfanne schmoren lassen. Wiederholt mit Suppe aufgießen und wenden.

**Zutaten für 2 Portionen:**

*1 Putenkeule (ca. 500 g mit Knochen)*
*frischer Rosmarin*
*Liebstöckel*
*Salz*
*1 EL Olivenöl*

**Tipp:**

- Wasserspatzen und Endiviensalat mit Zitronensaft-Kernöl-Dressing passen gut dazu.

**Nährwerte pro Portion:**

| | |
|---|---|
| Kalorien | 278 |
| Eiweiß | 28,5 g |
| Kohlenhydrate | 0,3 g |
| Fett | 18,3 g |
| Fruktose | 0,1 g |
| Laktose | 0 g |

# Steirisches Krenfleisch

**Zutaten für 2 Portionen:**

*ca. 500 ml Wasser*
*1 EL Zitronensaft*
*Salz*
*1 Lorbeerblatt*
*1/4 Zimtrinde*
*8 Pfefferkörner*
*2 Gewürznelken*
*300 g Schweinefleisch (Schulter, Bauchfleisch, Schopfbraten)*
*80 g Sellerie*
*80 g Petersilienwurzel*
*1 EL geriebener Kren*

1. Wasser mit Zitronensaft säuern und salzen, Gewürze in Säckchen (Teefilter) geben, ins Wasser legen, aufkochen lassen.
2. Das Fleisch dazugeben und halb weich kochen.
3. Das Wurzelwerk feinnudelig schneiden, über das Fleisch geben und alles langsam weich dünsten.
4. Das Fleisch herausnehmen, in Scheiben schneiden und anrichten. Die Suppe mit den Wurzeln darüber gießen und den Kren darüber streuen.

**Tipp:**

- Mit Salzkartoffeln oder mit Semmelknödeln servieren.

**Nährwerte pro Portion:**

| | |
|---|---|
| Kalorien | 342 |
| Eiweiß | 31,7 g |
| Kohlenhydrate | 7,7 g |
| Fett | 20,5 g |
| Fruktose | 1,8 g |
| Laktose | 0 g |

# Tempeh mit Bandnudeln

1. Bandnudeln in Salzwasser kochen, mit kaltem Wasser abschrecken.
2. Tempeh und Sellerie klein schneiden. Öl in einer Pfanne erhitzen, Tempeh und Sellerie gut durchrösten. Oliven zufügen, mit Kreuzkümmel (sparsam!), Curry und Salz würzen, mit Wasser aufgießen und gar dünsten.
3. Abgeseihte Bandnudeln dazu geben, nochmals erhitzen.
4. Vor dem Servieren reichlich frisches Basilikum und 1 TL Olivenöl darunter mischen.

**Zutaten für 2 Portionen:**

*200 g Bandnudeln*
---
*1 Pkg. Tempeh (200 g)*
*100 g Sellerie*
*1 EL Olivenöl*
*10 Oliven*
*Kreuzkümmel*
*Curry*
*Salz*
*frisches Basilikum*
*1 TL Olivenöl*

**Nährwerte pro Portion:**

| | |
|---|---|
| Kalorien | 592 |
| Eiweiß | 31,3 g |
| Kohlenhydrate | 71,9 g |
| Fett | 19,4 g |
| Fruktose | 0,5 g |
| Laktose | 0 g |

# Tofu in Blätterteig

**Zutaten für 3 Portionen:**

*100 g Champignons*
*250 g Natur-Tofu*
*120 g Sellerie*
*1 TL Olivenöl*
*Petersilie*
*Pfeffer*
*Salz*
*100 g Zucchini*
*4 Sardellenfilets*
*Basilikum*
*10 Oliven*
---
*1 Pkg. Blätterteig*

1. Champignons vierteln, Tofu und Sellerie in kleine Würfel schneiden und anschließend in Öl anrösten. Mit Petersilie, Pfeffer und Salz gut würzen, mit wenig Wasser aufgießen und dünsten, bis der Sellerie bissfest ist.
2. Etwas auskühlen lassen.
3. Zucchini in Scheiben schneiden, abgetropfte Sardellenfilets zerkleinern und beides mit Basilikum und den Oliven zum Tofu-Gemisch geben.
4. Blätterteig auf ein mit Backpapier belegtes Blech legen, das mittlere Teigdrittel mit der Fülle belegen, den Blätterteig in der Mitte übereinander legen und leicht andrücken.
5. Im vorgeheizten Rohr bei 200 °C ca. 25 Minuten backen.

**Nährwerte pro Portion:**

| | |
|---|---|
| Kalorien | 595 |
| Eiweiß | 18,1 g |
| Kohlenhydrate | 34 g |
| Fett | 43,3 g |
| Fruktose | 0,7 g |
| Laktose | 0,3 g |

# Tofu-Kartoffel-Pfanne

1. Kartoffeln kochen, schälen und in Scheiben schneiden.
2. Tofu kleinwürfelig schneiden.
3. Kartoffeln in heißem Öl (nicht zu heiß!) langsam rösten, Tofuwürfel hinzufügen und mitrösten. Zuletzt die Eier darüber schlagen, mit gehacktem Rosmarin würzen und stocken lassen.
4. Mit Pfeffer aus der Mühle und Salz abschmecken.

**Zutaten für 2 Portionen:**

*500 g Kartoffeln, festkochend*
*250 g Natur-Tofu*
*1 EL Olivenöl*
*2 Eier*
*frischer Rosmarin*
*Pfeffer*
*Salz*

**Nährwerte pro Portion:**

| | |
|---|---|
| Kalorien | 434 |
| Eiweiß | 26,2 g |
| Kohlenhydrate | 38,9 g |
| Fett | 18,7 g |
| Fruktose | 0,7 g |
| Laktose | 0 g |

# Tofu-Fenchel-Pfanne

**Zutaten für 2 Portionen:**

*250 g Natur-Tofu*
*1 Fenchelknolle*
*1 TL Olivenöl*
*10 Oliven*
*Kreuzkümmel*
*Pfeffer aus der Mühle*
*Salz*
*Zitronensaft*
*Basilikum*

1. Tofu würfelig, Fenchel in Scheiben schneiden.
2. Öl in der Pfanne erhitzen, Tofu und Fenchel hineingeben, gut durchrösten. Oliven zufügen, mit Kreuzkümmel, Pfeffer und Salz würzen, mit Wasser aufgießen und weich dünsten.
3. Zitronensaft und Basilikum erst vor dem Servieren dazugeben.

**Tipp:**

- Dazu passen Teigwaren in Butter geschwenkt.

**Nährwerte pro Portion:**

| | |
|---|---|
| Kalorien | 179 |
| Eiweiß | 15,5 g |
| Kohlenhydrate | 4,4 g |
| Fett | 10,9 g |
| Fruktose | 1,2 g |
| Laktose | 0 g |

# Truthahnkeule in Salbei

1. Getrocknete Schii-Take-Pilze ca. 60 Minuten in heißem Wasser quellen lassen, ausdrücken und klein schneiden.
2. Für die Suppe zum Aufgießen Liebstöckel in Wasser aufkochen.
3. Die Putenkeule mit reichlich Salbei bedecken, salzen und pfeffern.
4. Die zerkleinerten Pilze und die Keule in heißem Öl anbraten, danach ins vorgeheizte Rohr (ca. 200 °C) schieben. Mehrmals wenden und mit der Suppe aus Liebstöckel aufgießen, zwischen 60 und 90 Minuten braten.

**Tipp:**

- Nach der halben Bratzeit kann man kleinwürfelig geschnittene Kartoffeln zur Keule geben und mitbraten.

**Zutaten für 2 Portionen:**

*6 Schii-Take-Pilze*
*Liebstöckel*
*1 Putenkeule (ca. 500 g mit Knochen)*
*frischer Salbei*
*Pfeffer*
*Salz*
*1 EL Olivenöl*

**Nährwerte pro Portion:**

| | |
|---|---|
| Kalorien | 340 |
| Eiweiß | 30,8 g |
| Kohlenhydrate | 18,2 g |
| Fett | 18,6 g |
| Fruktose | 1,2 g |
| Laktose | 0 g |

# Zanderfilet in Kartoffelkruste

**Zutaten für 2 Portionen:**

*400 g Kartoffeln, festkochend*
*20 g Mehl*
*Salz*
*Pfeffer aus der Mühle*
*1 Eiklar (Eiweiß)*
*400 g Zanderfilet*
*Zitronensaft*

1. Kartoffeln schälen, grob reiben und 5 Minuten in kaltes Wasser legen. Anschließend die Kartoffelmasse auspressen, damit die Flüssigkeit entfernt wird.
2. Kartoffelmasse und Mehl mischen, mit Salz und Pfeffer würzen. Das Eiklar halbsteif schlagen und unter die Kartoffelmasse heben.
3. Zanderfilet waschen, trockentupfen und in 4 Stücke teilen, salzen, pfeffern, mit Zitronensaft beträufeln und jeweils 2 Stücke übereinander setzen.
4. Das Backblech mit Backpapier belegen.
5. Die Kartoffelmasse halbieren, die eine Hälfte in 2 Häufchen teilen und auf das Blech setzen.
6. Jeweils ein Filetpaar auf ein Häufchen legen, die restliche Kartoffelmasse auf den Filets so verteilen, dass der Fisch darin „verpackt" ist.
7. Im vorgeheizten Rohr bei 250 °C ca. 20 Minuten backen.

**Nährwerte pro Portion:**

| | |
|---|---|
| Kalorien | 362 |
| Eiweiß | 45,7 g |
| Kohlenhydrate | 38,4 g |
| Fett | 1,9 g |
| Fruktose | 0,6 g |
| Laktose | 0 g |

# Saiblingsfilet

1. Saiblingsfilets mit Salz, Pfeffer und Zitronensaft würzen.
2. In einer flachen Kasserolle Wasser mit Zitronensaft, Lorbeerblatt und Pfefferkörnern einige Minuten köcheln lassen.
3. Die Saiblingsfilets einlegen, Butter zugeben und die Filets ca. 6 Minuten ziehen lassen. Danach herausheben und die Haut abziehen.
4. Saiblingsfilet mit Kartoffelpüree servieren.

**Zutaten für 2 Portionen:**

*2 Saiblingsfilets zu je 150 g*
*Salz*
*Pfeffer*
*Zitronensaft*
*ca. 3/4 l Wasser*
*1 Lorbeerblatt*
*8 Pfefferkörner*
*1 EL Butter*

**Nährwerte pro Portion:**

| | |
|---|---|
| Kalorien | 227 |
| Eiweiß | 27,7 g |
| Kohlenhydrate | 3,9 g |
| Fett | 11,1 g |
| Fruktose | 1,3 g |
| Laktose | 0,1 g |

# Avocadocreme

**Zutaten für 2 Portionen:**

*1 reife Avocado*
*Zitronensaft*
*Salz*
*Pfeffer*

1. Avocado halbieren, Kern entfernen, das Fruchtfleisch in eine Schüssel geben.
2. Zitronensaft dazugeben, salzen, mit dem Pürierstab cremig schlagen und mit frisch gemahlenem Pfeffer würzen.

**Tipp:**

- Die Avocadocreme ist köstlich zu frisch gekochten Kartoffeln oder zum Füllen von harten Eiern.

| Nährwerte pro Portion: | |
|---|---|
| Kalorien | 250 |
| Eiweiß | 2,3 g |
| Kohlenhydrate | 1,5 g |
| Fett | 26,5 g |
| Fruktose | 0,3 g |
| Laktose | 0 g |

# Couscous
## (Grundrezept)

**Zutaten für 2 Portionen:**

*250 ml Wasser*
*125 g Couscous*
*1 TL Olivenöl*
*Salz*

1. Wasser zum Kochen bringen.
2. Couscous hineingeben, aufkochen und 5 – 10 Minuten ausquellen lassen.

**Tipp:**

- Vor dem Servieren 15 g Butter darunter rühren.

| Nährwerte | pro Portion ohne Butter | pro Portion mit Butter |
|---|---|---|
| Kalorien | 226 | 281 |
| Eiweiß | 6 g | 6 g |
| Kohlenhydrate | 43,1 g | 43,1 g |
| Fett | 3 g | 9,2 g |
| Fruktose | 0 g | 0 g |
| Laktose | 0 g | 0 g |

# Kartoffelpüree

1. Kartoffeln waschen, schälen und in Würfel schneiden. Anschließend in wenig Salzwasser weich dämpfen, abseihen und passieren.
2. Mit heißer Milch glatt rühren, mit Butterwürfeln cremig aufschlagen (keinen Mixer verwenden) und mit Muskatnuss und Salz würzen.

**Zutaten für 2 Portionen:**

*500 g Kartoffeln, mehlig*
*ca. 1/8 l ungezuckerte Sojamilch*
*20 g Butter*
*Muskatnuss*
*Salz*

**Nährwerte pro Portion:**

| | |
|---|---|
| Kalorien | 276 |
| Eiweiß | 7,3 g |
| Kohlenhydrate | 37,7 g |
| Fett | 10 g |
| Fruktose | 0,4 g |
| Laktose | 0,1 g |

# Kartoffelknödel

**Zutaten für 2 Portionen:**

**Teig:**

*240 g Kartoffeln, mehlig*
*15 g Margarine*
*Salz*
*50 g Mehl*
*1 EL Grieß*

1. Kartoffeln kochen, schälen und passieren.
2. Margarine darauf zergehen lassen, salzen, die trockenen Zutaten dazugeben und den Teig rasch durchkneten.
3. Sofort zu einer Rolle formen, in 6 gleich große Teile schneiden, zu Knödeln formen, in Salzwasser ungefähr 10 Minuten leicht wallend kochen.

**Tipps:**

- Ist der Teig zu weich, noch etwas Grieß zufügen.
- Die Knödel in gemahlenen Kürbiskernen oder gesalzenen Bröseln wälzen.
- Auch wenn man sie nur mit zerlassener Butter beträufelt, schmecken sie sehr gut.

**Nährwerte pro Portion:**

| | |
|---|---|
| Kalorien | 247 |
| Eiweiß | 5,6 g |
| Kohlenhydrate | 40,7 g |
| Fett | 6,4 g |
| Fruktose | 0,2 g |
| Laktose | 0 g |

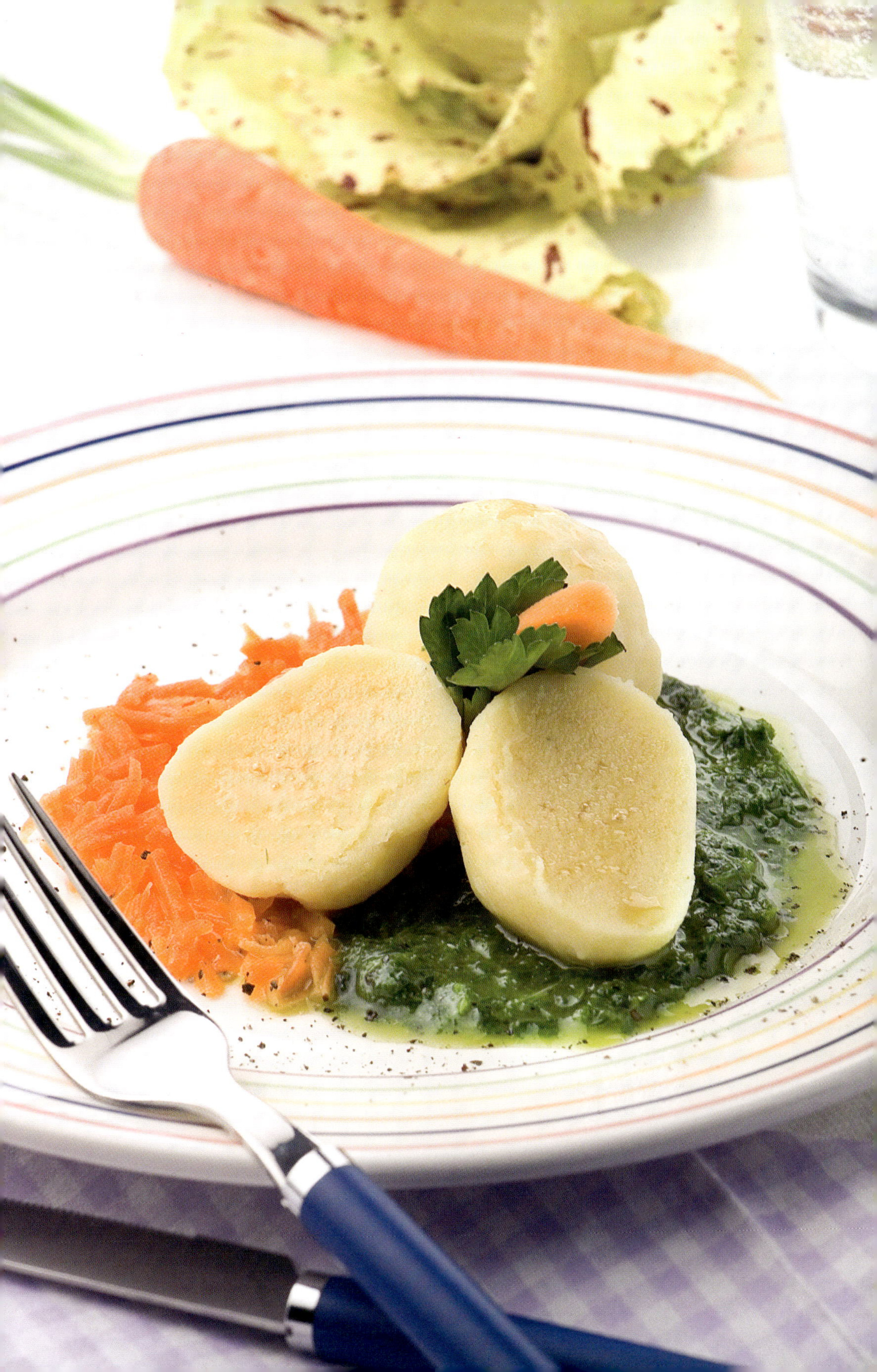

# Kartoffelsoße

**Zutaten für 2 Portionen:**

*450 g Kartoffeln, mehlig*
*ca. 400 ml Wasser*
*Salz*
*Lorbeerblatt*
*Majoran*
*25 g Margarine*
*1 EL Mehl*
*Zitronensaft*
*Pfeffer*

1. Geschälte rohe Kartoffeln würfelig schneiden, in gesalzenem Wasser kochen und Lorbeerblatt und Majoran beifügen.
2. Eine dunkle Einbrenne (Mehlschwitze) aus Margarine und Mehl machen, mit kaltem Wasser vergießen, zu den Kartoffeln mengen, pfeffern und alles gut verkochen.
3. Mit Zitronensaft gesäuert, schmeckt die Soße besonders fein.

**Tipp:**

- Serviert man selbst gemachte Nudeln oder Taschenknödel zur Soße, ergibt das eine sättigende Hauptspeise.

**Nährwerte pro Portion:**

| | |
|---|---|
| Kalorien | 281 |
| Eiweiß | 5,5 g |
| Kohlenhydrate | 40 g |
| Fett | 10,4 g |
| Fruktose | 0,7 g |
| Laktose | 0 g |

# Pommes frites

**Zutaten für 2 Portionen:**

*400 g Kartoffeln, festkochend*
*Olivenöl*
*Salz*

1. Die rohen Kartoffeln schälen, in längliche Stückchen schneiden und diese auf Küchenpapier gut abtrocknen.
2. In heißem Öl schwimmend herausbacken, herausnehmen und auf saugfähigem Küchenpapier gut abtropfen lassen.
3. Salzen und sofort zu Tisch bringen.

**Nährwerte pro Portion:**

| | |
|---|---|
| Kalorien | 318 |
| Eiweiß | 4,1 g |
| Kohlenhydrate | 29,6 g |
| Fett | 20,1 g |
| Fruktose | 0,3 g |
| Laktose | 0 g |

# Wasserspatzen

**Zutaten für 2 Portionen:**

*180 g Mehl*
*Salz*
*1 EL Olivenöl*
*ca. 150 ml Wasser*

1. Das gesalzene Mehl mit Olivenöl und Wasser zu einem weichen Teig verarbeiten und kurz abschlagen.
2. Den Teig entweder durch das Nockerlsieb drücken oder mit einem Teelöffel kleine Nockerln ausstechen und in siedendem Salzwasser leicht wallend kochen.
3. Die Nockerln abseihen und mit kaltem Wasser abschrecken.

**Tipp:**

- Die abgeseihten Nockerln kann man in Butter oder geröstetem Speck schwenken.

**Nährwerte pro Portion:**

| | |
|---|---|
| Kalorien | 347 |
| Eiweiß | 8,8 g |
| Kohlenhydrate | 63,8 g |
| Fett | 5,9 g |
| Fruktose | 0,1 g |
| Laktose | 0 g |

# Polenta

**Zutaten für 2 Portionen:**

*200 g Maisgrieß*
*ca. 1/2 l Wasser (je nach Maissorte)*
*1 TL Salz*
*20 g Butter*

1. Den Maisgrieß unter ständigem Rühren in das kochende gesalzene Wasser einlaufen lassen.
2. Den Deckel auf den Topf geben und noch ca. 20 Minuten auf kleinster Hitze ausquellen lassen. Bei Bedarf Wasser nachgießen.
3. Die fertige Polenta kurz vor dem Anrichten in eine kalt ausgespülte (formgebende) Schüssel geben und sofort auf einen vorgewärmten Teller stürzen.
4. In Scheiben schneiden und mit zerlassener Butter oder Kürbiskernöl übergießen.

**Nährwerte pro Portion:**

| | |
|---|---|
| Kalorien | 419 |
| Eiweiß | 8,9 g |
| Kohlenhydrate | 73,8 g |
| Fett | 9,4 g |
| Fruktose | 0,1 g |
| Laktose | 0,1 g |

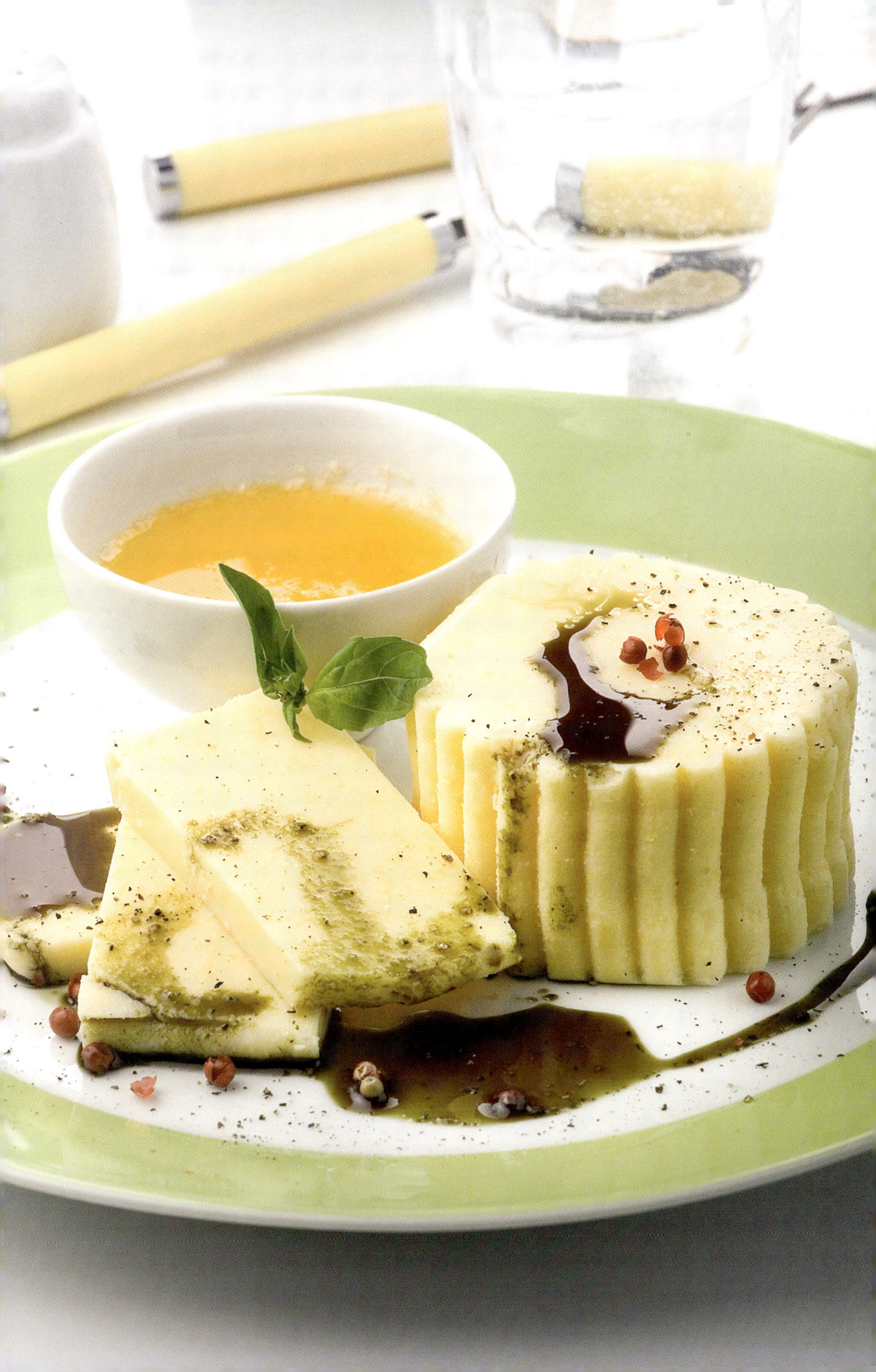

# Rosmarinkartoffeln

**Zutaten für 2 Portionen:**

*500 g Kartoffeln, festkochend*
*reichlich frischer Rosmarin*
*3 EL Olivenöl*
*Salz*

**Nährwerte pro Portion:**

| | |
|---|---|
| Kalorien | 309 |
| Eiweiß | 5 g |
| Kohlenhydrate | 36,7 g |
| Fett | 15,3 g |
| Fruktose | 0,4 g |
| Laktose | 0 g |

1. Die rohen Kartoffeln schälen und in kleine Würfel schneiden.
2. Rosmarin waschen, abtrocknen und fein hacken.
3. Kartoffeln in eine Auflaufform geben, Rosmarin darüber streuen und Olivenöl dazugießen. Salzen und alles gut vermengen.
4. Die Kartoffeln im vorgeheizten Rohr bei 200 °C Oberhitze goldbraun knusprig backen.

**Tipp:**

- Rosmarin durch Kümmel ersetzt, ergibt leckere Kümmelkartoffeln.

# Semmelknödel

1. Semmeln kleinwürfelig schneiden.
2. Margarine in der lauwarmen Milch zergehen lassen, salzen und das Ei in der gesalzenen Milch versprudeln. Anschließend mit den Semmeln und der fein gehackten Petersilie verrühren, danach das Mehl einarbeiten.
3. Mittelgroße Knödel formen, in kochendes Salzwasser einlegen und 10 – 15 Minuten leicht wallend kochen lassen.

**Zutaten für 2 Portionen:**

*3 altbackene Semmeln (150 g)*
*30 g Margarine*
*ca. 1/8 l ungezuckerte Sojamilch*
*Salz*
*1 Ei*
*Petersilie*
*40 g Mehl*

**Tipp:**

- Es ist immer ratsam, einen Probeknödel zu machen. Ist die Masse zu weich, gibt man Mehl oder Grieß dazu, ist sie zu fest, fehlt etwas Fett.

**Nährwerte pro Portion:**

| | |
|---|---|
| Kalorien | 431 |
| Eiweiß | 14 g |
| Kohlenhydrate | 53,3 g |
| Fett | 17,9 g |
| Fruktose | 0,1 g |
| Laktose | 0 g |

# Taschenknödel

**Zutaten für 6 Stück:**

*200 g glattes Mehl*
*1 Ei*
*ca. 60 ml lauwarmes Wasser*
*Salz*
---
*40 g Butter*

1. Aus Mehl, Ei, Wasser und Salz einen geschmeidigen Nudelteig kneten.
2. Diesen dünn ausrollen (ca. 45 x 30 cm), 6 Quadrate ausschneiden und mit zerlassener Butter bestreichen.
3. Zuerst den Teig von zwei Seiten bis zur Mitte einschlagen, dann das Gleiche mit den beiden anderen Seiten machen. Die gegenüberliegenden Ecken zusammenfassen, sodass ein Täschchen entsteht und dieses mit einem Zahnstocher zusammenstecken.
4. Die so genannten Knödel in siedendem Salzwasser ca. 25 Minuten kochen.

**Tipp:**

- Für Nudelliebhaber sind die Taschenknödel eine besondere Abwechslung.

**Nährwerte pro Stück:**

| | |
|---|---|
| Kalorien | 177 |
| Eiweiß | 4,6 g |
| Kohlenhydrate | 23,7 g |
| Fett | 7 g |
| Fruktose | 0 g |
| Laktose | 0 g |

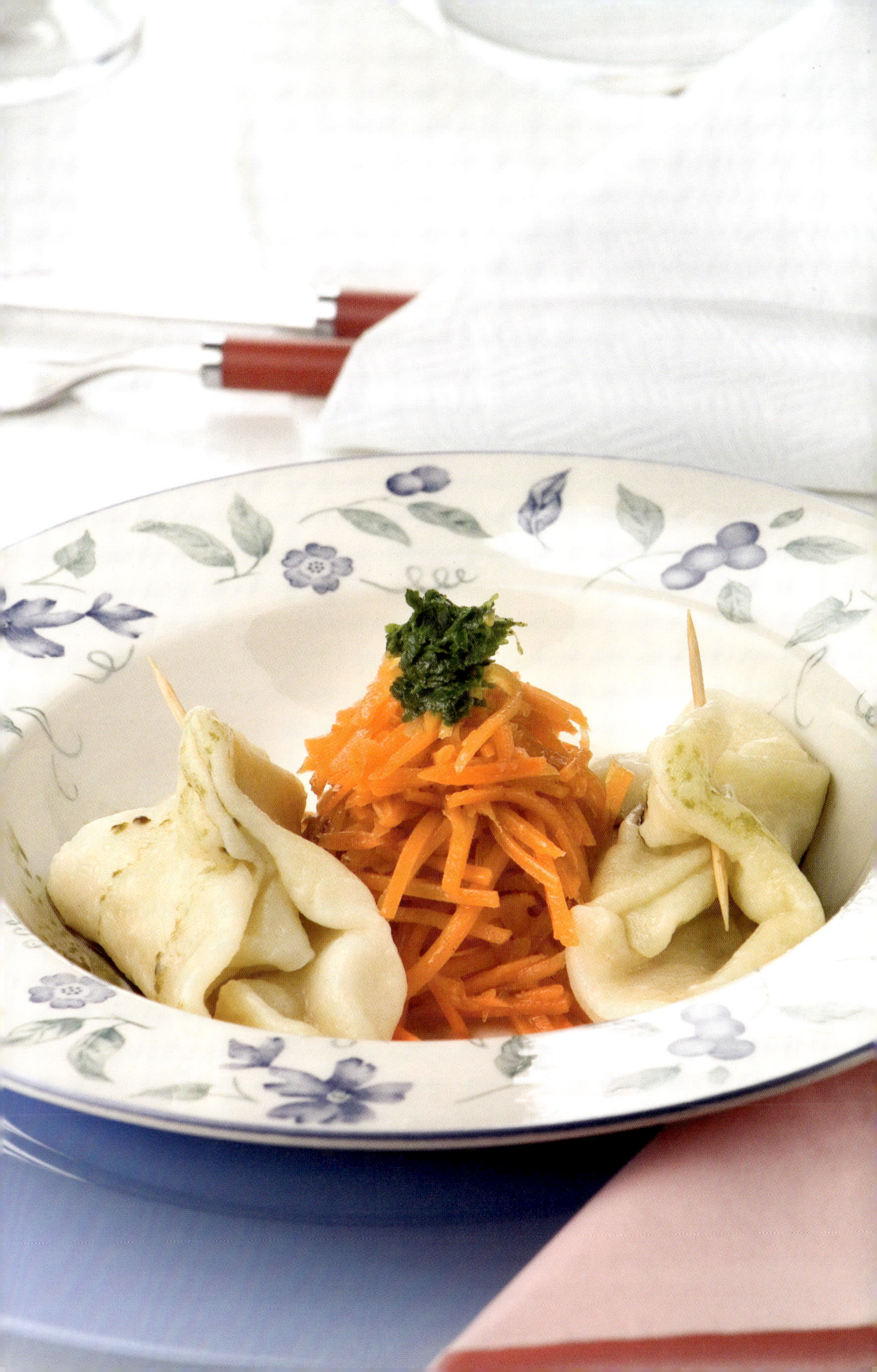

# Serviettenknödel

**Zutaten für 2 Portionen:**

*3 altbackene Semmeln (150 g)*
*1 Ei*
*Salz*
*ca. 1/8 l ungezuckerte Sojamilch*
*Petersilie*
*45 g Margarine*

1. Semmeln würfelig schneiden.
2. Ei, Salz, Sojamilch versprudeln und über die Semmeln gießen.
3. Petersilie fein hacken.
4. Margarine zergehen, etwas auskühlen lassen und mit Petersilie ebenfalls über die Semmeln gießen. Alles gut vermischen und ca. 1 Stunde ziehen lassen.
5. Eine längliche Rolle formen, in eine nasse Stoffserviette einbinden, in kochendem Salzwasser ca. 30 Minuten kochen lassen.

**Tipp:**

- Die Serviettenrolle kann in Scheiben geschnitten und mit heißen Butterbröseln übergossen serviert werden.

**Nährwerte pro Portion:**

| | |
|---|---|
| Kalorien | 417 |
| Eiweiß | 12 g |
| Kohlenhydrate | 39,2 g |
| Fett | 23,7 g |
| Fruktose | 0,1 g |
| Laktose | 0 g |

# Heidentommerl

1. Heidenmehl salzen und mit kaltem Wasser zu einem Teig in der Konsistenz eines Schmarrenteiges verrühren.
2. In einer großen Pfanne Öl erhitzen, den Teig hineingießen und ins vorgeheizte Rohr stellen (200 °C), bis er durchgebacken und knusprig ist.

**Tipps:**

- Schmeckt vorzüglich zur Krensuppe.
- Wer Grammeln (Grieben) liebt, kann Heidentommerl mit der Gabel aufreißen und mit Grammeln vermengen.

**Zutaten für 2 Portionen:**

*200 g Heidenmehl (Buchweizenmehl)*
*Salz*
*2 EL Olivenöl*

**Nährwerte pro Portion:**

| | |
|---|---|
| Kalorien | 433 |
| Eiweiß | 5,1 g |
| Kohlenhydrate | 78,2 g |
| Fett | 10,8 g |
| Fruktose | 0,1 g |
| Laktose | 0 g |

# Bananenkranz

**Zutaten für 20 Stück:**

*3 mittlere Bananen (600 g)*
*Saft einer Zitrone*
*130 g Margarine*
*150 g Traubenzucker*
*1 Prise Salz*
*4 Dotter (Eigelb)*
*4 Eiklar (Eiweiß)*
*80 g Kokosraspel*
*260 g Mehl*
*1 Pkg. Backpulver*

1. Die geschälten Bananen kleinwürfelig schneiden und mit Zitronensaft beträufeln.
2. Margarine mit der Hälfte des Traubenzuckers sehr schaumig rühren, Salz und Dotter nach und nach einrühren.
3. Eiklar zu steifem Schnee schlagen, den restlichen Traubenzucker löffelweise mitschlagen.
4. Die Kokosraspel und Bananenwürfel unter den Butterabtrieb ziehen, den geschlagenen Schnee unterheben und zuletzt das mit Backpulver versiebte Mehl vorsichtig unterziehen.
5. Eine Kranzkuchenform mit Margarine ausstreichen und mit Mehl stauben.
6. Die Masse im vorgeheizten Rohr bei 180 °C ca. 50 Minuten backen.

**Tipp:**

- Den erkalteten Kranz kann man mit einer Glasur überziehen, für die 200 g Traubenzucker mit dem Saft einer Zitrone und Wasser verrührt werden.

| Nährwerte | pro Stück ohne Glasur | pro Portion mit Glasur |
|---|---|---|
| Kalorien | 194 | 236 |
| Eiweiß | 3,4 g | 3,4 g |
| Kohlenhydrate | 24 g | 34,2 g |
| Fett | 9,3 g | 9,3 g |
| Fruktose | 1,1 g | 1,1 g |
| Laktose | 0 g | 0 g |

# Bananen-Marillen-Fruchtaufstrich

**Zutaten für ca. 3 Gläser:**

*600 g reife Bananen*
*400 g Marillen (Aprikosen)*
*1 Beutel Gelierpulver 2 : 1*
*500 g Traubenzucker*

1. Bananen schälen und in Stücke schneiden. Entkernte, zerkleinerte Marillen dazugeben und alles pürieren. Gelierpulver mit Traubenzucker vermengen, zufügen und alles unter Rühren zum Kochen bringen.
2. 5 Minuten unter ständigem Rühren sprudelnd kochen lassen.
3. Sollte sich während des Kochens Schaum bilden, muss dieser vor dem Abfüllen abgeschöpft werden.
4. Vorbereitete Gläser randvoll füllen, sofort verschließen, umdrehen und ca. 5 Minuten auf dem Deckel stehen lassen.

**Tipp:**

- Verwendet man nur Marillen, d. h. insgesamt 1 kg Marillen, kann man leckere Marillenmarmelade herstellen.

| Nährwerte | pro 100 g Bananen-Marillen-Marmelade | pro 100 g Marillen-mamelade |
|---|---|---|
| Kalorien | 184 | 163 |
| Eiweiß | 0,7 g | 0,6 g |
| Kohlenhydrate | 44,1 g | 39 g |
| Fett | 0,1 g | 0,1 g |
| Fruktose | 1,7 g | 0,6 g |
| Laktose | 0 g | 0 g |

# Bananentascherln

**Zutaten für 15 Tascherln:**

*1 Pkg. Blätterteig*
*2 reife Bananen (ca. 200 g)*

1. Den Blätterteig in 15 Quadrate teilen.
2. Bananen schälen und in Scheiben schneiden.
3. In die Mitte jedes Teigquadrats eine dicke Bananenscheibe legen.
4. Die gegenüberliegenden Ecken des Teiges über der Bananenscheibe zusammendrücken, sodass kleine Täschchen entstehen.
5. Ein Backblech mit Backpapier belegen und die Tascherln im vorgeheizten Rohr bei 200 °C 20 Minuten hellbraun backen.

**Tipps:**

- Die Tascherln schmecken frisch am besten.
- Mit geschmolzener Eisschokolade verziert, sehen sie besonders nett aus.

**Nährwerte pro Tascherl:**

| | |
|---|---|
| Kalorien | 105 |
| Eiweiß | 1 g |
| Kohlenhydrate | 9,1 g |
| Fett | 7,1 g |
| Fruktose | 0,5 g |
| Laktose | 0,1 g |

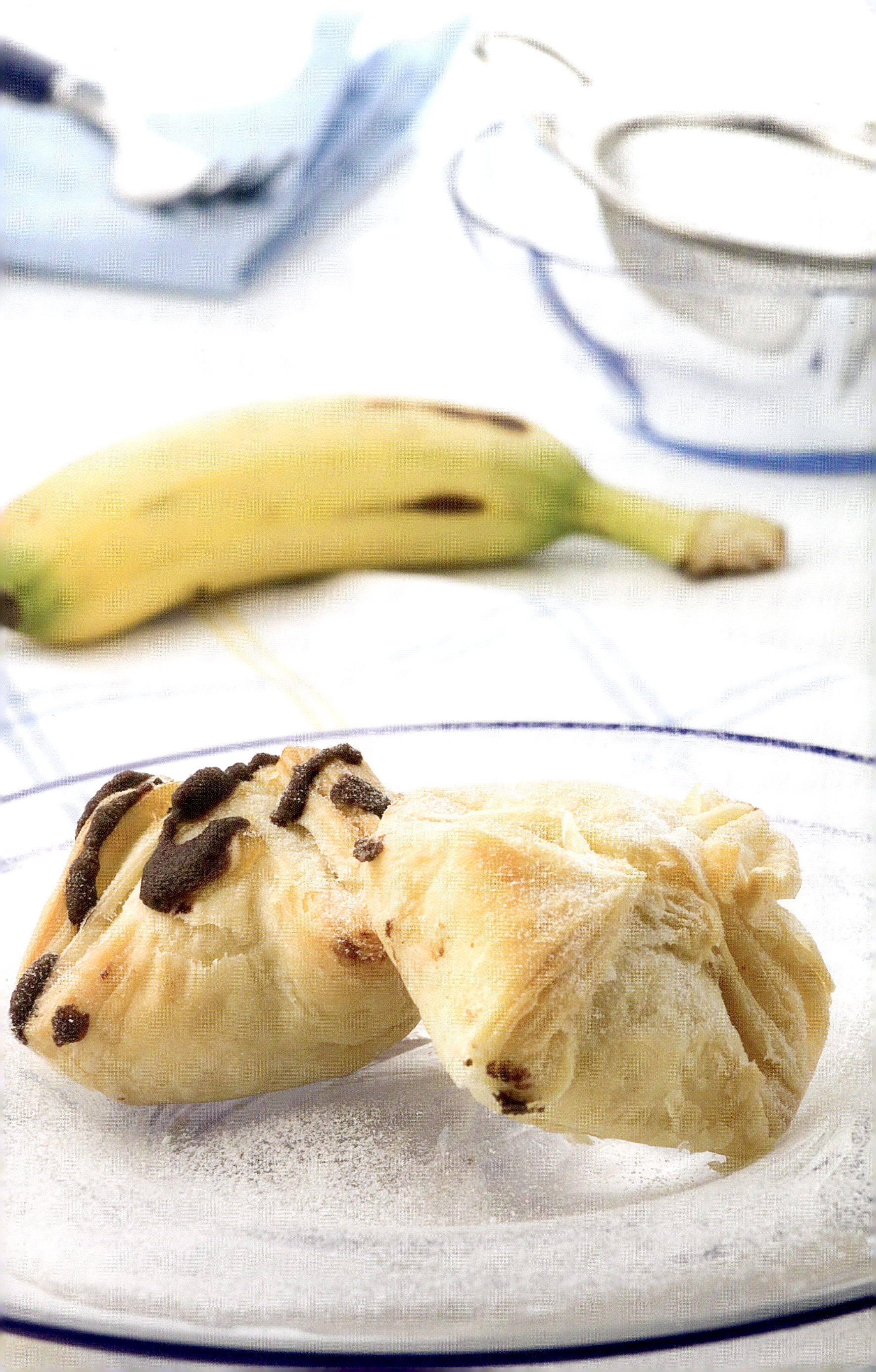

# Eisschokolade

**Zutaten für 70 Stück:**

*250 g Kokosfett*
*300 g Traubenzucker*
*100 g Kakao*
*40 g Mehl*
---
*Rum-, Orangen- oder Vanille-aroma*

1. Kokosfett langsam schmelzen, die übrigen Zutaten gründlich darunter rühren.
2. Die Masse in kleine Schoko-Formen füllen und auskühlen lassen.
3. Anschließend im Tiefkühlschrank fest werden lassen. Kühl aufbewahren.

**Tipp:**

- Nuss-Schoko-Stollen: Grob gehackte Walnüsse in eine Rehrückenform streuen, Schokomasse ca. 3 – 4 cm hoch eingießen und kühlen.

| Nährwerte | pro Stück | pro 100 g |
|---|---|---|
| Kalorien | 56 | 564 |
| Eiweiß | 0,4 g | 3,7 g |
| Kohlenhydrate | 4,8 g | 49,1 g |
| Fett | 3,9 g | 39,5 g |
| Fruktose | 0 g | 0 g |
| Laktose | 0 g | 0 g |

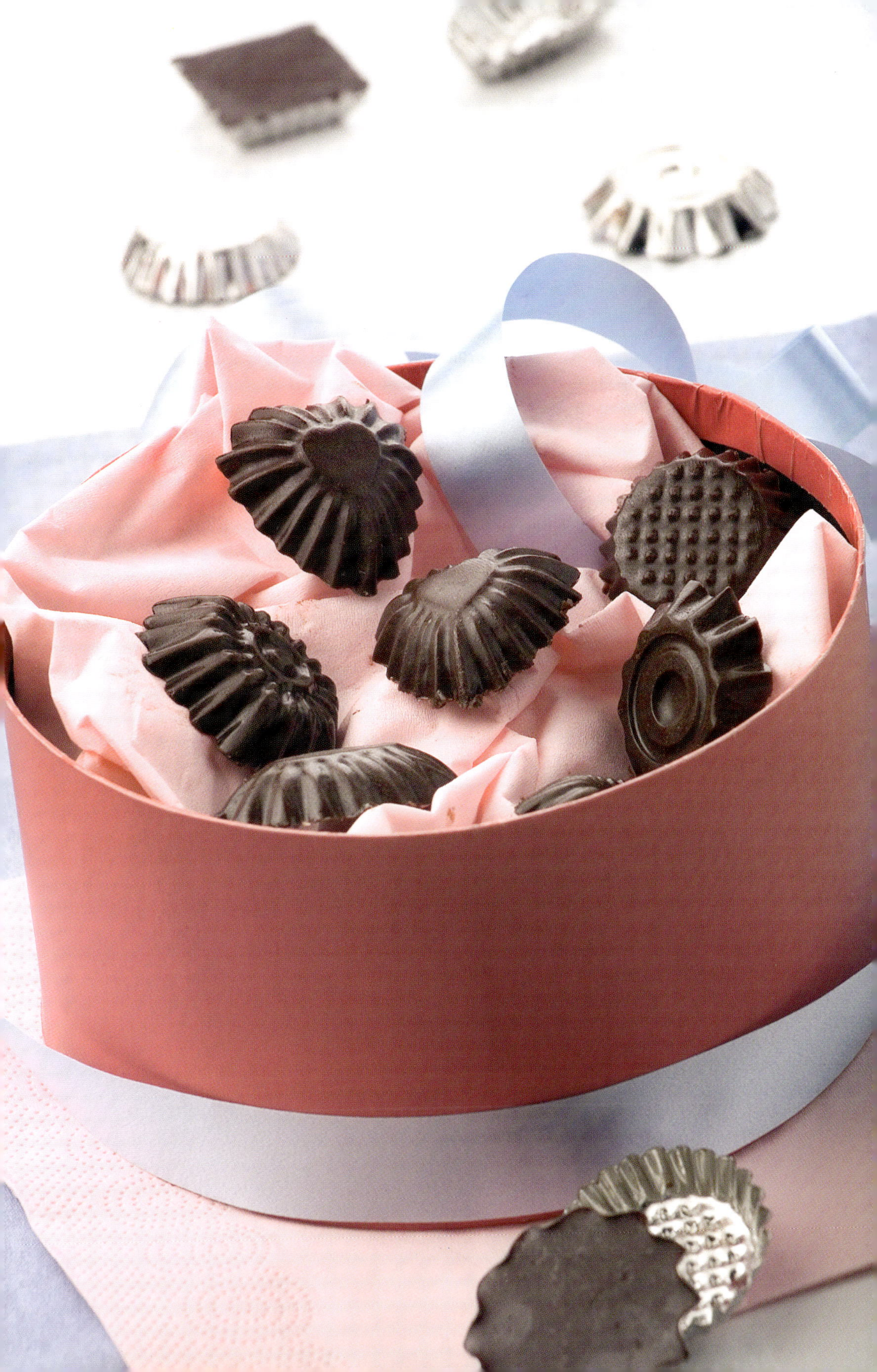

# Falscher Topfenstrudel

**Zutaten für 6 Stück:**

*1 Pkg. Blätterteig*

**Fülle:**

*250 g Natur-Tofu*
*2 Pkg. Vanillezucker*
*4 EL Reismalz*
*Zitronensaft*
*Zitronenaroma*

1. Alle Zutaten pürieren.
2. Den Blätterteig auf ein mit Backpapier vorbereitetes Blech legen und die Fülle auf das mittlere Drittel des Teiges streichen.
3. Den Teig von beiden Seiten zur Mitte hin einschlagen und die Enden gut festdrücken, damit die Fülle nicht ausrinnt.
4. Den Strudel im vorgeheizten Rohr bei 200 °C ca. 30 Minuten backen.

**Nährwerte pro Stück:**

| | |
|---|---|
| Kalorien | 311 |
| Eiweiß | 7 g |
| Kohlenhydrate | 25,6 g |
| Fett | 20,1 g |
| Fruktose | 0 g |
| Laktose | 0,1 g |

# Gaumenschmeichler

**Zutaten für 32 Stück:**

**Teig:**

*250 g weiche Margarine*
*50 g Traubenzucker*
*250 g Mehl*
*80 g Speisestärke*
*1 Pkg. Vanillezucker*

**Creme:**

*50 g weiche Butter*
*100 g Traubenzucker*
*2 EL Zitronensaft*

1. Margarine und Traubenzucker schaumig rühren und mit den restlichen Zutaten zu einem Teig verkneten. Diesen 1 Stunde kalt stellen.
2. Ein Blech mit Backpapier belegen, aus der Masse kleine Kugeln formen, auf das Blech legen und mit der Gabel leicht eindrücken.
3. Im vorgeheizten Rohr bei 200 °C ca. 10 Minuten backen.
4. Diese nach dem Auskühlen mit der Creme zusammensetzen.

| Nährwerte | pro Stück | pro 100 g |
|---|---|---|
| Kalorien | 123 | 486 |
| Eiweiß | 0,8 g | 3,2 g |
| Kohlenhydrate | 12,8 g | 50,7 g |
| Fett | 7,6 g | 30,2 g |
| Fruktose | 0 g | 0,1 g |
| Laktose | 0 g | 0 g |

# Grüne Linzeraugen

**Zutaten für 60 Stück:**

*600 g Mehl*
*300 g Margarine*
*6 EL Reismalz*
*1 Pkg. Vanillezucker*
*1 Dotter (Eigelb)*
*Rumaroma*
*Zitronenaroma*
---
*ca. 300 g selbst gemachte Kiwimarmelade*

1. Die gekühlten Zutaten zu einem Mürbteig verkneten, 1 Stunde kühl rasten lassen.
2. Den Teig 3 mm dick ausrollen und runde Scheiben (¢ ca. 5 cm) ausstechen. Bei der Hälfte der Scheiben in der Mitte einen kleinen Kreis ausstechen.
3. Alle Scheiben auf ein mit Backpapier vorbereitetes Blech legen und im vorgeheizten Rohr bei 180 °C hellbraun backen.
4. Ausgekühlt je eine gelochte und eine ungelochte Scheibe mit selbst gemachter Kiwimarmelade zusammensetzen.

| Nährwerte | pro Stück | pro 100 g |
|---|---|---|
| Kalorien | 84 | 382 |
| Eiweiß | 1,1 g | 5,2 g |
| Kohlenhydrate | 10,2 g | 46,5 g |
| Fett | 4,3 g | 19,3 g |
| Fruktose | 0,2 g | 0,7 g |
| Laktose | 0 g | 0 g |

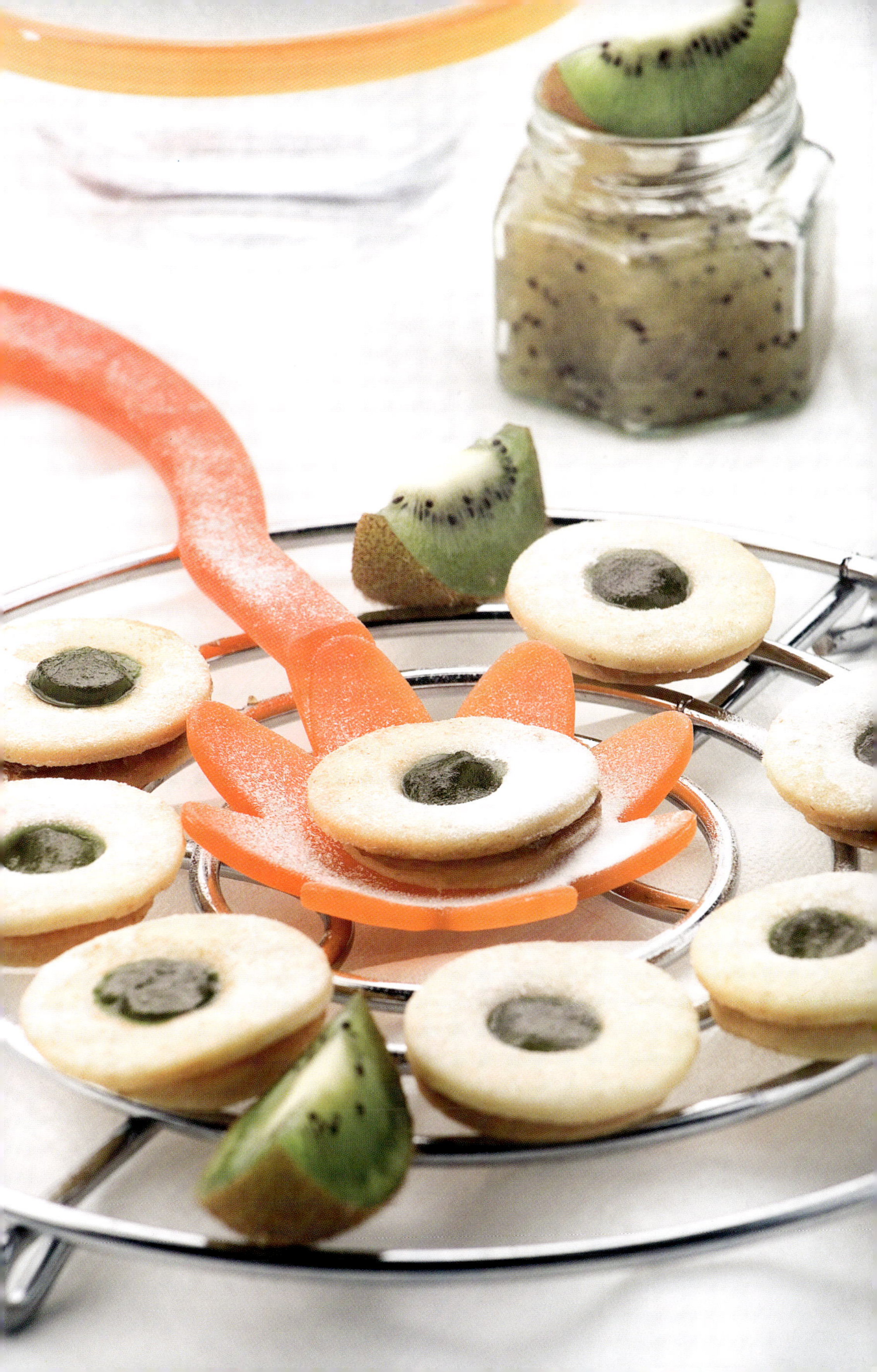

# Gefüllte Kipferln

**Zutaten für 44 Stück:**

**Teig:**

*400 g Mehl*
*1 Pkg. Trockengerm (-hefe)*
*1/16 l lauwarme ungezuckerte Sojamilch*
*250 g weiche Margarine*
*1 EL Traubenzucker*
*1 Prise Salz*

**Zum Bestreichen:**

*3 Eiklar (Eiweiß)*
*240 g Traubenzucker*

**Zum Bestreuen:**

*50 g geriebene Walnüsse*
*50 g Kokosflocken*
*50 g geriebener Mohn*

1. Aus den Teigzutaten einen Germteig kneten und 45 Minuten zugedeckt an einem warmen Ort gehen lassen.
2. Eiklar zu Schnee schlagen und mit Traubenzucker verrühren.
3. Walnüsse, Kokosflocken und Mohn miteinander vermengen.
4. Teig wieder durchkneten, in 3 Teile teilen, ausrollen, jede Teigplatte mit Zucker-Eischnee bestreichen und mit der Nuss-Kokos-Mohn-Mischung bestreuen.
5. Jede Teigplatte sanft einrollen, leicht flach drücken und mit der Krapfenausstechform (¢ 7 cm) halbmondförmige Kipferln ausstechen.
6. Ein Blech mit Backpapier belegen, die Kipferln im vorgeheizten Rohr bei 180 °C ca. 18 Minuten backen.

| Nährwerte | pro Stück | pro 100 g |
|---|---|---|
| Kalorien | 116 | 414 |
| Eiweiß | 1,8 g | 6,3 g |
| Kohlenhydrate | 12,6 g | 44,6 g |
| Fett | 6,6 g | 23,4 g |
| Fruktose | 0 g | 0 g |
| Laktose | 0 g | 0 g |

# Gitterkuchen

1. Margarine, Zucker und Eier schaumig rühren.
2. Mehl mit Backpulver vermengen.
3. Den Margarineabtrieb mit dem Mehl und den restlichen Zutaten zu einem weichen Teig verkneten.
4. Ein befettetes und bemehltes Backblech mit 2/3 des Teiges belegen, eine kleine fingerdicke Teigrolle als Rand aufsetzen.
5. Den Teigboden mit Marillenmarmelade bestreichen, aus dem restlichen Teig Rollen formen und gitterförmig auf die Marmelade legen.
6. Den Kuchen im vorgeheizten Rohr bei 175 °C ca. 30 Minuten backen.

**Zutaten für 30 Stück:**

*150 g Margarine*
*200 g Traubenzucker*
*2 Eier*
*500 g Mehl*
*1 Pkg. Backpulver*
*3 EL ungezuckerte Sojamilch*
*ca. 3 – 4 EL Wasser*
*1 Pkg. Vanillezucker*
*Zitronen- oder Orangenaroma*

**Zum Bestreichen:**

*6 EL selbst gemachte Marillenmarmelade (Aprikosen-)*

**Nährwerte pro Stück:**

| | |
|---|---|
| Kalorien | 134 |
| Eiweiß | 2,2 g |
| Kohlenhydrate | 20,6 g |
| Fett | 4,6 g |
| Fruktose | 0 g |
| Laktose | 0 g |

# Ingwerblättchen

**Zutaten für 56 Stück:**

*100 g Butter*
*4 EL Reismalz*
*280 g Mehl*
*1 TL gemahlener Ingwer*
*1/4 TL Zimt*
*1/4 TL Muskatnuss*

1. Die Butter mit dem Reismalz cremig rühren.
2. Mehl und Gewürze mischen und dazukneten.
3. Den Teig zugedeckt mindestens 1 Stunde kalt stellen.
4. Den Teig dünn ausrollen, schlichte Formen (z. B. Rechtecke 5 x 3 cm) ausstechen, auf ein mit Backpapier belegtes Blech legen und im vorgeheizten Rohr bei 180 °C für 12 Minuten backen.

| Nährwerte | pro Stück | pro 100 g |
|---|---|---|
| Kalorien | 33 | 417 |
| Eiweiß | 0,5 g | 6,9 g |
| Kohlenhydrate | 4,3 g | 53,3 g |
| Fett | 1,6 g | 19,5 g |
| Fruktose | 0 g | 0,1 g |
| Laktose | 0 g | 0,1 g |

# Kiwimarmelade

**Zutaten für 3 Gläser:**

*1 kg reife Kiwis*
*1 Beutel Gelierpulver 2 : 1*
*500 g Traubenzucker*

1. Geschälte Kiwis zerkleinern und pürieren.
2. Gelierpulver mit Traubenzucker vermengen und dazugeben.
3. Alles unter Rühren zum Kochen bringen und weiterhin unter ständigem Rühren 5 Minuten sprudelnd kochen lassen.
4. Sollte sich während des Kochens Schaum bilden, muss dieser vor dem Abfüllen abgeschöpft werden.
5. Nun die vorbereiteten Gläser randvoll füllen, sofort verschließen, umdrehen und ca. 5 Minuten auf dem Deckel stehen lassen.

| Nährwerte pro 100 g: | |
|---|---|
| Kalorien | 176 |
| Eiweiß | 0,7 g |
| Kohlenhydrate | 40,4 g |
| Fett | 0,4 g |
| Fruktose | 2,9 g |
| Laktose | 0 g |

# Kiwi-Rhabarber-Marmelade

1. Rhabarber schälen, in fingerdicke Stücke schneiden und leicht andünsten.
2. Geschälte, zerkleinerte Kiwi dazugeben, alles pürieren.
3. Gelierpulver mit Traubenzucker vermengen und zufügen, unter Rühren zum Kochen bringen und unter ständigem Rühren 5 Minuten sprudelnd kochen lassen.
4. Sollte sich während des Kochens Schaum bilden, muss dieser vor dem Abfüllen abgeschöpft werden.
5. Vorbereitete Gläser randvoll füllen, sofort verschließen, umdrehen und ca. 5 Minuten auf dem Deckel stehen lassen.

**Tipp:**

- Auch Rhabarber allein (1 kg Rhabarber) ergibt eine gute Marmelade.

**Zutaten für 3 Gläser:**

*520 g Rhabarber*
*4 reife Kiwis (480 g)*
*1 Beutel Gelierpulver 2 : 1*
*500 g Traubenzucker*

**Nährwerte pro 100 g:**

| | |
|---|---|
| Kalorien | 159 |
| Eiweiß | 0,5 g |
| Kohlenhydrate | 37,2 g |
| Fett | 0,2 g |
| Fruktose | 1,5 g |
| Laktose | 0 g |

# Kokoskugeln

**Zutaten für 100 Stück:**

*200 g Butter*
*280 g Traubenzucker*
*1 Pkg. Vanillezucker*
*100 g Kokosraspel*
*50 g Mehl*
*1 TL Kakao*
*Rumaroma*

**Zum Wälzen:**

*6 EL Kokosraspel*

1. Butter, Trauben- und Vanillezucker schaumig rühren, die übrigen Zutaten beifügen, gut verrühren und 30 Minuten kalt stellen.
2. Aus der Kokosmasse kleine Kugeln formen, in Kokosraspeln wälzen, eventuell in Papierformen legen.
3. Die Kokoskugeln kühl lagern.

## Tipp:

- Möchte man strahlend weiße Kokoskugeln, kann man den Kakao weglassen.

| Nährwerte | pro Stück | pro 100 g |
|---|---|---|
| Kalorien | 38 | 542 |
| Eiweiß | 0,2 g | 2,4 g |
| Kohlenhydrate | 3,4 g | 47,8 g |
| Fett | 2,7 g | 38,2 g |
| Fruktose | 0 g | 0 g |
| Laktose | 0 g | 0,2 g |

# Malz-Reinkerln

1. Margarine in lauwarmer Milch schmelzen, mit den übrigen Zutaten zu einem geschmeidigen Teig verkneten und 30 Minuten zugedeckt an einem warmen Ort gehen lassen.
2. Eine Tortenspringform befetten und mit Mehl ausstauben.
3. Butter, Reismalz und Traubenzucker schmelzen, die Walnüsse dazugeben. Das Butter-Malz-Zucker-Nuss-Gemisch auf dem Boden der Form verteilen.
4. Den Teig zu einem 40 x 40 cm großen Rechteck ausrollen, mit zerlassener Butter bestreichen und mit dem Gemisch aus Traubenzucker und Zimt bestreuen.
5. Den Teig einrollen und in ca. 2 – 3 cm dicke Scheiben schneiden. Diese „Scheiben" mit der Schnittfläche nach unten in die Tortenform stellen und 30 Minuten gehen lassen.
6. Im vorgeheizten Rohr bei 190 °C ca. 25 Minuten goldgelb backen, unbedingt heiß stürzen.

**Zutaten für 18 Stück:**

**Teig:**

*80 g Margarine*
*1/8 l ungezuckerte Sojamilch*
*120 g Traubenzucker*
*1 Prise Salz*
*1 Pkg. Trockengerm (-hefe)*
*500 g Mehl*
*2 Eier*

**Für die Form:**

*30 g Butter*
*3 EL Reismalz*
*20 g Traubenzucker*
*100 g grob gehackte Walnüsse*

**Zum Bestreichen:**

*30 g Butter*
*40 g Traubenzucker*
*1 TL gemahlener Zimt*

**Nährwerte pro Stück:**

| | |
|---|---|
| Kalorien | 248 |
| Eiweiß | 4,9 g |
| Kohlenhydrate | 32,2 g |
| Fett | 11 g |
| Fruktose | 0,1 g |
| Laktose | 0 g |

# Marillenknödel

**Zutaten für 3 Portionen:**

**Teig:**

*300 g Kartoffeln*
*25 g Margarine*
*80 g Mehl*
*20 g Grieß*
*1 Ei*
*Salz*

**Fülle:**

*6 Marillen (Aprikosen)*
*Traubenzuckerwürfel*

**Zum Wälzen:**

*2 EL Traubenzucker*
*3 EL Brösel*
*Zimt*
*25 g Butter*

**Nährwerte pro Portion:**

| | |
|---|---|
| Kalorien | 512 |
| Eiweiß | 10,4 g |
| Kohlenhydrate | 78,2 g |
| Fett | 16,7 g |
| Fruktose | 1,1 g |
| Laktose | 0,1 g |

1. Kartoffeln kochen, schälen und passieren.
2. Margarine darauf zergehen lassen und die trockenen Zutaten dazugeben, eine Grube machen, das Ei hineingeben, rasch durchkneten und zu einer Rolle formen.
3. Diese in 6 gleich große Teile schneiden, flach drücken und mit einer entkernten Marille belegen. Anstelle des Kernes wird ein halber zerkleinerter Traubenzucker in die Marille gelegt.
4. Den Teig jeweils gut um die Marillen schließen, zu Knödeln formen und in Salzwasser ungefähr 10 Minuten leicht wallend kochen.
5. Die Knödel in süßen Bröseln wälzen. Dafür wird geschmolzene Butter mit Traubenzucker, Zimt und Bröseln vermengt.

**Tipp:**

- Ist der Teig zu weich, noch etwas Grieß zufügen.

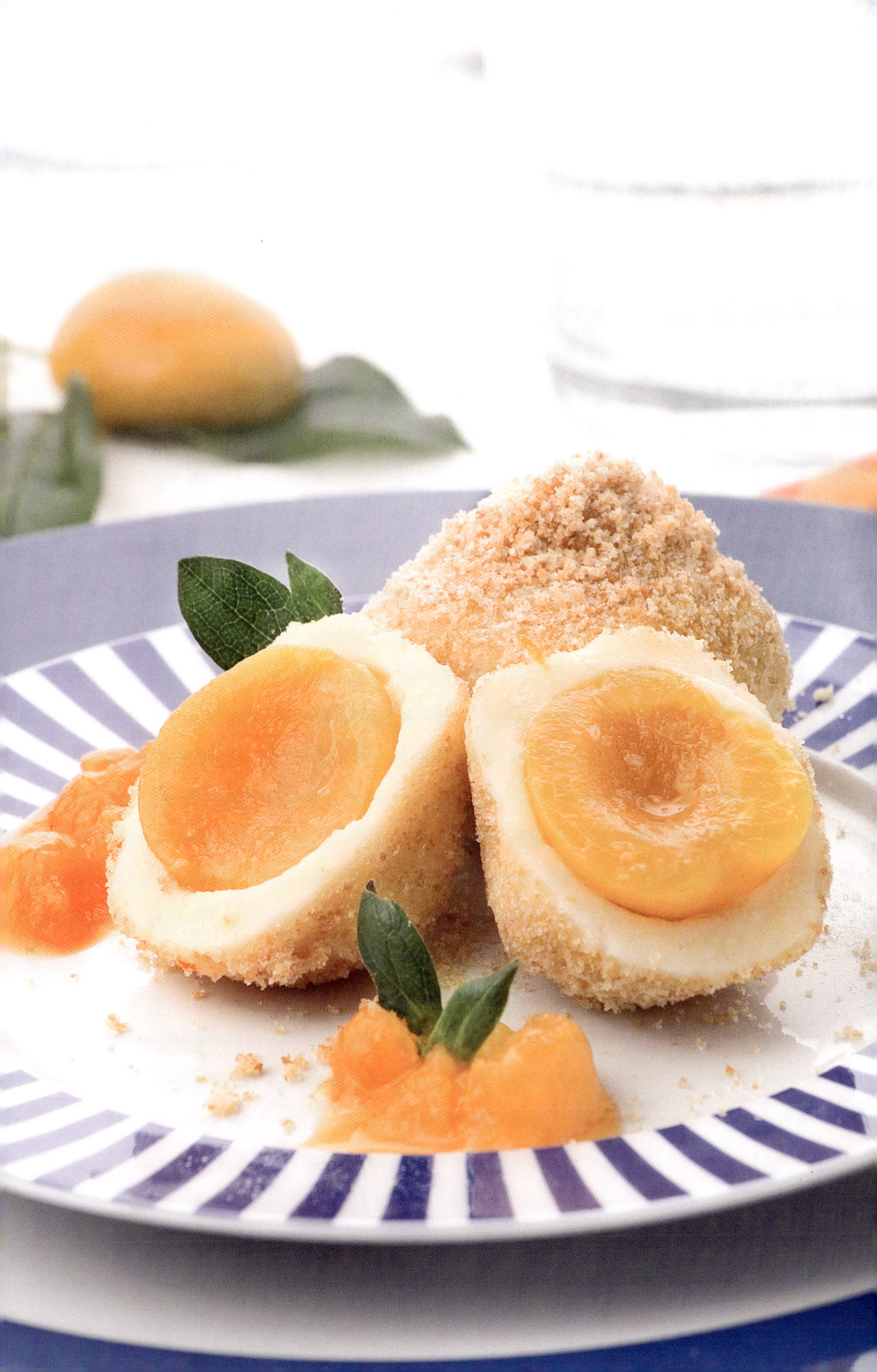

# Marmelade-Palatschinken

**Zutaten für 4 Stück:**

*120 g Mehl*
*1 Ei*
*1 EL Traubenkernöl*
*Salz*
*Wasser*
*1 TL Olivenöl zum Backen*
---
*4 EL selbst gemachte Marillenmarmelade (Aprikosen-)*

1. Aus Mehl, Ei, Öl, Salz und Wasser einen dünnflüssigen Palatschinkenteig zubereiten.
2. Eine geölte Pfanne erhitzen und dünne Pfannkuchen ausbacken.
3. Sofort mit Marillenmarmelade bestreichen und zusammengerollt servieren.

| Nährwerte pro Stück: | |
|---|---|
| Kalorien | 190 |
| Eiweiß | 5 g |
| Kohlenhydrate | 29,2 g |
| Fett | 5,7 g |
| Fruktose | 0,1 g |
| Laktose | 0 g |

# Mohnkipferln

**Zutaten für 150 Stück:**

*250 g Mehl*
*200 g weiche Margarine*
*100 g gemahlener Mohn*
*70 g Traubenzucker*
*1 Dotter (Eigelb)*
*Salz*

1. Die Zutaten zu einem Teig verkneten und eine Stunde ruhen lassen.
2. Den Teig zu einer Rolle formen und dünne Scheiben abschneiden.
3. Aus diesen kleine Kipferln formen, auf ein mit Backpapier vorbereitetes Blech legen und bei 175 °C ca. 15 Minuten backen.

| Nährwerte | pro Stück | pro 100 g |
|---|---|---|
| Kalorien | 20,6 | 482 |
| Eiweiß | 0,3 g | 7,6 g |
| Kohlenhydrate | 1,7 g | 39,3 g |
| Fett | 1,4 g | 33 g |
| Fruktose | 0 g | 0 g |
| Laktose | 0 g | 0 g |

# Marmorkuchen

1. Eier trennen und Eiklar (Eiweiß) zu steifem Schnee schlagen, die Hälfte des Traubenzuckers darunter mixen.
2. Öl, Dotter, restlichen Traubenzucker, Vanillezucker und Backaroma gut verrühren.
3. Anschließend das mit Backpulver versiebte Mehl, Salz und das Wasser abwechselnd zum Abtrieb mengen.
4. Zuletzt den steif geschlagenen Schnee leicht unterheben.
5. Die Masse dritteln. 1/3 der Masse mit Kakao färben.
6. Eine Gugelhupfform mit Margarine ausstreichen und mit Mehl bestauben.
7. Abwechselnd lichte und dunkle Masse löffelweise in die Gugelhupfform geben und bei 180 °C im vorgeheizten Backrohr 50 – 60 Minuten backen.

**Zutaten für 16 Stück:**

*3 Eier*
*250 g Traubenzucker*
*1/8 l Maiskeimöl*
*1 Pkg. Vanillezucker*
*Rum- oder Zitronenaroma*
*300 g Mehl*
*2 TL Backpulver*
*1 Prise Salz*
*ca. 175 ml Wasser*
*2 EL Kakao*

**Nährwerte pro Stück:**

| | |
|---|---|
| Kalorien | 220 |
| Eiweiß | 3,5 g |
| Kohlenhydrate | 29,8 g |
| Fett | 9,6 g |
| Fruktose | 0 g |
| Laktose | 0 g |

# Tofu-Mohn-Kuchen

**Zutaten für 30 Stück:**

**Teig:**

*360 g Mehl*
*180 g Margarine*
*100 g Traubenzucker*
*1 Ei*
*1 Pkg. Vanillezucker*
*Salz*

**Belag:**

*200 g gemahlener Mohn*
*250 ml ungezuckerte Sojamilch*
*120 g Traubenzucker*
*150 g Tofu*
*1 EL ungezuckerte Sojamilch*
*Zitronenaroma*

**Streusel:**

*120 g Mehl*
*80 g Butter*
*90 g Traubenzucker*
*Zimt*

**Nährwerte pro Stück:**

| | |
|---|---|
| Kalorien | 202 |
| Eiweiß | 4,1 g |
| Kohlenhydrate | 22,5 g |
| Fett | 10,7 g |
| Fruktose | 0 g |
| Laktose | 0 g |

1. Aus den Teigzutaten einen glatten Mürbteig bereiten und ca. 20 Minuten kühl rasten lassen.
2. **Belag:** Den gemahlenen Mohn mit kochender Milch überbrühen, dass ein dicker Brei entsteht, diesen quellen lassen und den Traubenzucker dazurühren.
3. Tofu mit 1 EL Milch pürieren, Zitronenaroma hinzufügen und unter die Mohnmasse rühren.
4. Nach dem Rasten den Mürbteig ca. 1 cm dick ausrollen, auf das befettete und bemehlte Backblech legen und eine Randeinfassung hochziehen.
5. Den Belag gleichmäßig auf dem Teig verteilen.
6. **Streusel:** Traubenzucker mit Mehl vermischen und mit Butter abbröseln. Streusel über den Kuchen streuen.
7. Den Kuchen im vorgeheizten Backrohr bei 180 °C ca. 30 – 35 Minuten lang backen.

# Nuss- oder Mohnnudeln

1. Kartoffeln kochen, schälen und passieren. Margarine darauf zergehen lassen und die trockenen Zutaten dazugeben. Eine Grube machen, das Ei einrühren, rasch durchkneten und zu einer Rolle formen.
2. Gleich große Stücke abschneiden und auf bemehlter Unterlage zu fingerdicken Nudeln rollen.
3. Diese in Salzwasser leicht ziehen lassen.
4. Wenn die Nudeln an der Wasseroberfläche schwimmen, herausnehmen und mit kaltem Wasser abschrecken.
5. Danach in Butter schwenken und mit geriebenen Nüssen und Traubenzucker bestreuen.

**Zutaten für 4 Portionen:**

*300 g Kartoffeln, mehlig*
*25 g Margarine*
*80 g Mehl*
*20 g Grieß*
*1 Ei*
*Salz*
---
*30 g Butter*
*60 g Walnüsse*
*60 g Traubenzucker*

**Tipps:**

- Ist der Teig zu weich, noch etwas Grieß zufügen.
- Für Mohnnudeln die Walnüsse durch 60 g geriebenen Mohn ersetzen.
- Kartoffelnudeln schmecken auch pikant gut. Dafür Brösel in Fett anrösten, salzen und die Nudeln in der Pfanne damit vermischen.

| Nährwerte | pro Portion Nussnudeln | pro Portion Mohnnudeln |
|---|---|---|
| Kalorien | 419 | 392 |
| Eiweiß | 8,1 g | 9 g |
| Kohlenhydrate | 45,5 g | 44,5 g |
| Fett | 22,6 g | 19,6 g |
| Fruktose | 0,1 g | 0,1 g |
| Laktose | 0 g | 0 g |

# Mohnkuchen

**Zutaten für 16 Stück:**

*130 g geriebener Mohn*
*180 ml ungezuckerte Sojamilch*
*60 g Margarine*
*130 g Traubenzucker*
*1 Ei*
*150 g Mehl*
*1/2 Pkg. Backpulver*
*(Zitronenglasur)*

1. Den gemahlenen Mohn mit der kochenden Milch überbrühen, sodass ein dicker Brei entsteht, diesen auskühlen lassen.
2. Aus Margarine, Traubenzucker und Ei einen Abtrieb machen und den Mohnbrei beifügen.
3. Mehl mit Backpulver vermengen und dazumischen.
4. Alles gut verrühren und die Masse in eine befettete, bemehlte Kastenform gießen, im vorgeheizten Rohr bei 175 °C ca. 45 Minuten backen.
5. Den erkalteten Kuchen eventuell mit Zitronenglasur (siehe Bananenkranz, Seite 90) verzieren.

| Nährwerte | pro Stück ohne Glasur | pro Portion mit Glasur |
|---|---|---|
| Kalorien | 140 | 192 |
| Eiweiß | 3,5 g | 3,5 g |
| Kohlenhydrate | 15,4 g | 28,2 g |
| Fett | 7,2 g | 7,2 g |
| Fruktose | 0 g | 0 g |
| Laktose | 0 g | 0 g |

# Nusszwieback

1. Aus 4 Eiklar und einer Prise Salz steifen Schnee schlagen, anschließend den Traubenzucker mitschlagen.
2. Nüsse und Mehl unterheben, die Masse in eine gefettete, bemehlte Kastenform füllen und im vorgeheizten Rohr bei 180 °C goldbraun backen.
3. Ausgekühlt in dünne Scheiben schneiden, diese im Rohr bei kleinster Hitze (50 – 70 °C) trocknen.
4. In einer gut verschließbaren Dose aufbewahren.

**Tipp:**

- Eine besondere Note erhält der Zwieback, wenn man gebackene Nüsse verwendet. Die ungeschälten Nüsse werden bei ca. 175 °C so lange gebacken (ca. 20 Minuten), bis ihnen ein feiner Duft entströmt.

**Zutaten für 60 Scheiben:**

*4 Eiklar (Eiweiß)*
*1 Prise Salz*
*110 g Traubenzucker*
*70 g Walnüsse (halbe Kerne)*
*140 g Mehl*

**Nährwerte pro Scheibe:**

| | |
|---|---|
| Kalorien | 24 |
| Eiweiß | 0,7 g |
| Kohlenhydrate | 3,6 g |
| Fett | 0,8 g |
| Fruktose | 0 g |
| Laktose | 0 g |

# Obststrudel

**Zutaten für 6 Stück:**

*3 Marillen (Aprikosen)*
*1 reife Banane*
*1 Pkg. Blätterteig*

1. Marillen halbieren und entkernen.
2. Banane schälen, halbieren und in ca. 5 cm lange Stücke schneiden.
3. Blätterteig aufrollen, auf ein mit Backpapier belegtes Blech legen und das mittlere Drittel abwechselnd mit Marillenhälften und Bananenstücken belegen.
4. Den Teig in der Mitte übereinander legen, festdrücken und im vorgeheizten Rohr bei 200 °C ca. 30 Minuten backen.

| Nährwerte pro Stück: | |
|---|---|
| Kalorien | 276 |
| Eiweiß | 3 g |
| Kohlenhydrate | 25,3 g |
| Fett | 17,9 g |
| Fruktose | 1,3 g |
| Laktose | 0,1 g |

# Sesamplätzchen

**Zutaten für 50 Stück:**

*250 g Mehl*
*1 TL Backpulver*
*100 g Margarine*
*100 g geschälte Sesamsamen*
*5 EL Reismalz*

1. Mehl mit Backpulver vermischen, weiche Margarine hineinschneiden, Sesamsamen und Malz dazugeben und daraus einen geschmeidigen Teig kneten.
2. Aus dem Teig zwei bis drei Rollen mit einem Durchmesser von 3 – 4 cm formen und im Kühlschrank mindestens 1 Stunde kalt stellen.
3. Von den Teigrollen etwa 1 cm dicke Scheiben abschneiden, auf das mit Backpapier belegte Blech legen und im vorgeheizten Rohr bei 180 °C ca. 15 – 20 Minuten hellbraun backen.

| Nährwerte | pro Stück | pro 100 g |
|---|---|---|
| Kalorien | 47 | 439 |
| Eiweiß | 0,9 g | 8,6 g |
| Kohlenhydrate | 4,7 g | 44,7 g |
| Fett | 2,7 g | 25,2 g |
| Fruktose | 0 g | 0 g |
| Laktose | 0 g | 0 g |

# Rumkugeln

1. Haferflocken trocken rösten und alle trockenen Zutaten miteinander vermengen.
2. Diese mit der Butter, dem Rumaroma und dem Eiklar gut durchkneten, sollte die Masse zu trocken sein, 1 Esslöffel Wasser zufügen.
3. Anschließend aus der Masse kleine Kugeln formen und in Kakao wälzen.
4. Die Kugeln an der Luft trocknen und kühl lagern.

**Tipps:**

- Ersetzt man das Rumaroma durch Mandel- oder Orangenaroma, erhält man köstliche Varianten.
- Zum Wälzen können auch geröstete gemahlene Sonnenblumenkerne, ein Traubenzucker-Vanille-Gemisch oder Traubenzucker-Kakao-Gemisch verwendet werden.

**Zutaten für 100 Stück:**

*200 g Haferflocken*
*200 g geriebene Walnüsse*
*110 g Traubenzucker*
*4 EL Kakao*
*2 Pkg. Vanillezucker*
---
*100 g weiche Butter*
*1 TL Rumaroma*
*1 Eiklar (Eiweiß)*

**Zum Wälzen:**

*2 EL Kakao*

| Nährwerte | pro Stück | pro 100 g |
|---|---|---|
| Kalorien | 36,4 | 480,4 |
| Eiweiß | 0,8 g | 10,1 g |
| Kohlenhydrate | 2,9 g | 38 g |
| Fett | 2,4 g | 32,2 g |
| Fruktose | 0 g | 0 g |
| Laktose | 0 g | 0,1 g |

# Sandkuchen

**Zutaten für 16 Stück:**

*4 Eier*
*200 g Traubenzucker*
*Zitronenaroma*
*200 g Margarine*
*200 g Mehl*
*1/2 Pkg. Backpulver*
*1 Pkg. Vanillezucker*

1. Eier trennen, Eiklar (Eiweiße) zu steifem Schnee schlagen, den Traubenzucker löffelweise einschlagen. Dotter (Eigelbe) und Zitronenaroma nach und nach beimengen. Margarine schmelzen lassen und mitschlagen. Vorsichtig mit dem mit Backpulver versiebten Mehl und Vanillezucker zu einer glatten Masse vermengen.
2. Die Masse in eine gefettete und mit Mehl bestaubte Kuchenform füllen und bei 170 °C im vorgeheizten Rohr ca. 40 Minuten backen.
3. Nach dem Auskühlen vorsichtig aus der Form gleiten lassen.

**Tipp:**

- Vor dem Servieren kann man den Kuchen mit Traubenzucker bestreuen.

**Nährwerte pro Stück:**

| | |
|---|---|
| Kalorien | 208 |
| Eiweiß | 3,2 g |
| Kohlenhydrate | 22,3 g |
| Fett | 11,8 g |
| Fruktose | 0 g |
| Laktose | 0 g |

# Feiner Streuselkuchen

1. **Teig:** Margarine, Traubenzucker und Ei schaumig rühren.
2. Vanillezucker, Zitronenaroma, Salz, Mehl, Backpulver und Milch darunter rühren, sodass ein glatter Teig entsteht.
3. Den Teig in eine gefettete, bemehlte Tortenform gießen.
4. **Streusel:** Die Streuselzutaten zu bröckeliger Beschaffenheit abbröseln und die Kuchenoberfläche damit dicht bestreuen.
5. Im vorgeheizten Rohr bei 180 °C ca. 45 Minuten goldbraun backen.

**Zutaten für 16 Stück:**

**Teig:**
*100 g Margarine*
*100 g Traubenzucker*
*1 Ei*
*1 Pkg. Vanillezucker*
*Zitronenaroma*
*1 Prise Salz*
*250 g Mehl*
*1/2 Pkg. Backpulver*
*150 ml ungezuckerte Sojamilch*

**Streusel:**
*120 g Mehl*
*80 g zerlassene Butter*
*120 g Traubenzucker*
*Zimt*

**Nährwerte pro Stück:**

| | |
|---|---|
| Kalorien | 229 |
| Eiweiß | 3,2 g |
| Kohlenhydrate | 31,3 g |
| Fett | 10,1 g |
| Fruktose | 0,1 g |
| Laktose | 0 g |

# Schichttorte

**Zutaten für 16 Stück:**

*500 g Mehl*
*200 g Traubenzucker*
*150 g Margarine*
*2 Eier*
*1 Pkg. Vanillezucker*
*1 Pkg. Backpulver*
*Rumaroma*
*2 EL ungezuckerte Sojamilch*
*(Wasser nach Bedarf)*
*Zitronenaroma*

**Fülle 1:**

*8 EL Reismalz*

**Fülle 2: Vanillepuddingcreme**

*1 Pkg. Puddingpulver Vanille*
*3 EL Traubenzucker*
*1/2 l ungezuckerte Sojamilch*
*100 g Butter*

**Nährwerte pro Stück:**

| | |
|---|---|
| Kalorien | 337 |
| Eiweiß | 5,5 g |
| Kohlenhydrate | 45,6 g |
| Fett | 14,6 g |
| Fruktose | 0 g |
| Laktose | 0 g |

1. Aus allen Zutaten einen Teig kneten, diesen in 5 Portionen teilen und dünn ausrollen.
2. Aus jedem Teil einen tellergroßen Kreis ausschneiden, auf ein Blech (Backpapier verwenden!) legen und einzeln im vorgeheizten Rohr bei 180 °C hellbraun backen, die Teigreste auch mitbacken.
3. Vanillepuddingcreme: Pudding nach Anleitung herstellen, erkalten lassen. Anschließend Butter sehr cremig rühren und löffelweise den Pudding einrühren.
4. Die Tortenböden abwechseln mit Fülle 2 und Fülle 1 bestreichen und so die Torte aufbauen.
5. Die Torte mit Pudding-Butter-Creme überziehen.
6. Die Teigreste mit dem Nudelholz zerbröseln und die Torte damit seitlich verzieren.

**Tipps:**

- Vor dem Verzehr muss die Torte unbedingt eine Nacht durchziehen.
- Anstelle des Reismalzes (Fülle 1) kann man auch selbst gemachte Marillenmarmelade verwenden.

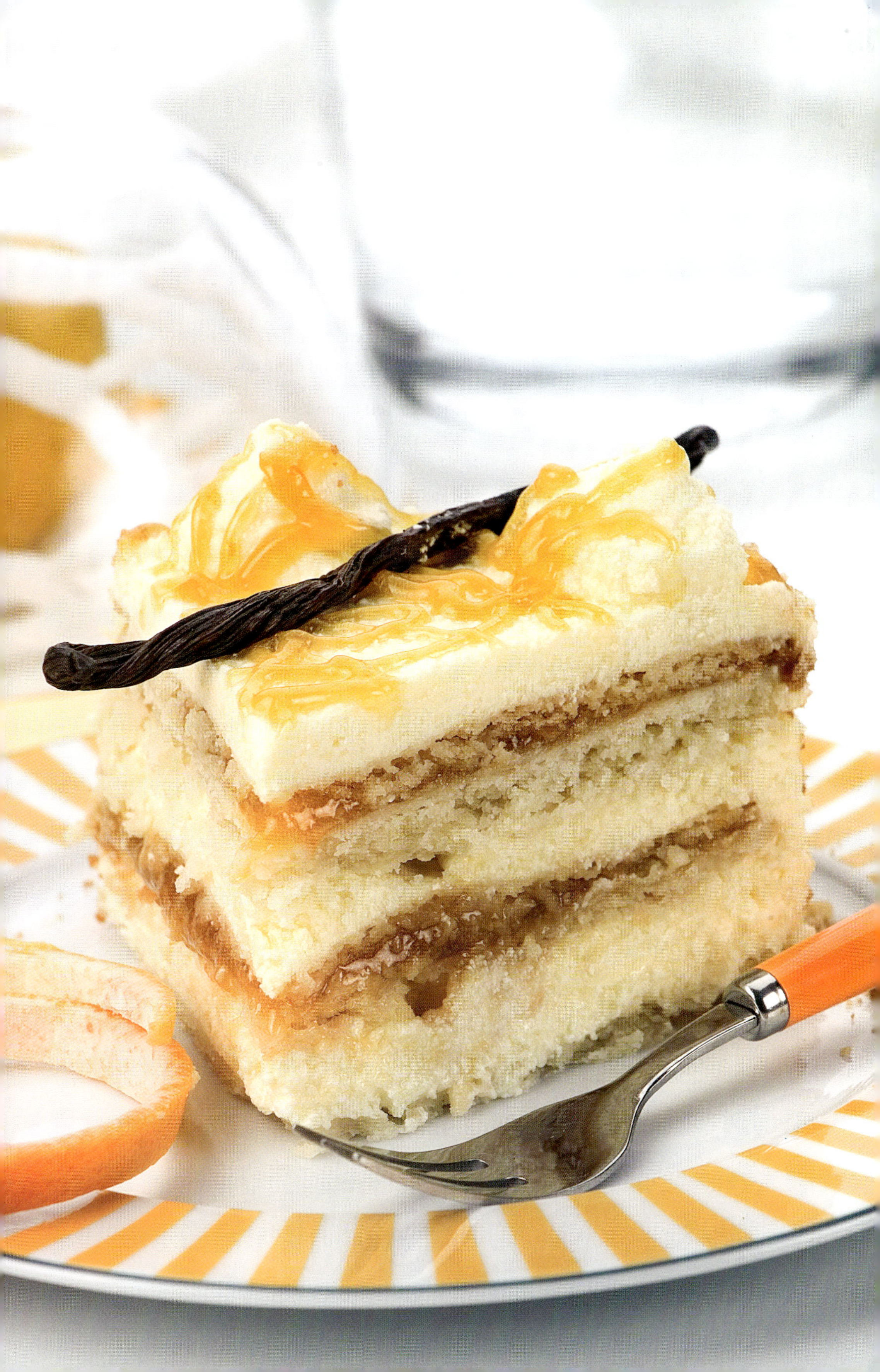

# Schoko-Nuss-Torte

**Zutaten für 16 Stück:**

**Teig:**

*240 g Mehl*
*120 g Margarine*
*3 EL Reismalz*
*1 Ei*
*1 Pkg. Vanillezucker*
*Salz*

**Fülle:**

*2 Eier*
*100 g geriebene Walnüsse*
*7 EL Reismalz*
*3 EL Kakao*

1. Aus allen Zutaten einen glatten Mürbteig bereiten und ca. 20 Minuten kühl rasten lassen.
2. Für die Fülle alle Zutaten miteinander verrühren.
3. Nach dem Rasten den Mürbteig fingerdick ausrollen, damit eine befettete und bemehlte Springform auslegen und eine Randeinfassung hochziehen.
4. Die Fülle gleichmäßig auf dem Teig verteilen und die Torte im vorgeheizten Backrohr bei 180 °C ca. 25 Minuten backen.

**Tipp:**

- Kakao kann durch Carob ersetzt werden.

**Nährwerte pro Stück:**

| | |
|---|---|
| Kalorien | 200 |
| Eiweiß | 4,8 g |
| Kohlenhydrate | 18 g |
| Fett | 12,1 g |
| Fruktose | 0 g |
| Laktose | 0 g |

# Streuselkuchen

1. Aus den Zutaten einen weichen Germteig bereiten und zugedeckt ca. 45 Minuten an einem warmen Ort gehen lassen.
2. **Streusel:** Alle Zutaten zu bröckeliger Beschaffenheit abbröseln.
3. Den aufgegangenen Teig zusammenschlagen, kneten, ausrollen und auf das mit Backpapier vorbereitete Backblech legen, mit Marmelade bestreichen und die Streusel darauf verteilen.
4. Den Teig nochmals ca. 30 Minuten an einem warmen Ort gehen lassen. Anschließend im vorgeheizten Rohr bei 180 °C ca. 30 – 40 Minuten backen.

**Zutaten für 40 Stück:**

*500 g Mehl*
*1 Pkg. Trockengerm (-hefe)*
*1/8 l ungezuckerte Sojamilch*
*ca. 1/8 l Wasser*
*80 g Margarine*
*80 g Traubenzucker*
*1 Ei*
*Zitronenaroma*

**Zum Bestreichen:**

*7 EL selbst gemachte Marillenmarmelade (Aprikosen-)*

**Streusel:**

*100 g Mehl*
*50 g geriebene Nüsse*
*70 g Traubenzucker*
*80 g zerlassene Butter*
*Zimt*

**Nährwerte pro Stück:**

| | |
|---|---|
| Kalorien | 112 |
| Eiweiß | 2,2 g |
| Kohlenhydrate | 16 g |
| Fett | 4,3 g |
| Fruktose | 0,1 g |
| Laktose | 0 g |

# Vanillekipferln

**Zutaten für 150 Stück:**

*250 g Mehl*
*200 g weiche Margarine*
*100 g gemahlene Walnüsse*
*70 g Traubenzucker*
*1 Dotter (Eigelb)*
*Salz*

**Zum Wälzen:**

*100 g Traubenzucker*
*2 Pkg. Vanillezucker*

1. Die Zutaten zu einem Teig verkneten und eine Stunde ruhen lassen.
2. Aus dem Teig eine Rolle formen und dünne Scheiben abschneiden.
3. Aus diesen kleine Kipferln formen, auf ein mit Backpapier belegtes Blech legen und im vorgeheizten Rohr bei 175 °C ca. 15 Minuten backen.
4. Anschließend die Kipferln im Traubenzucker-Vanillezucker-Gemisch wälzen.

**Tipp:**

- Wer Vanillezucker nicht verträgt, soll lieber Vanilleschoten verwenden. Dafür das Mark der Vanilleschote herausschaben, mit Traubenzucker vermengen und ca. 1 Woche in einem luftdicht verschlossenen Gefäß stehen lassen.

| Nährwerte | pro Stück | pro 100 g |
|---|---|---|
| Kalorien | 25 | 493 |
| Eiweiß | 0,3 g | 5,6 g |
| Kohlenhydrate | 2,5 g | 49,6 g |
| Fett | 1,5 g | 30,4 g |
| Fruktose | 0 g | 0 g |
| Laktose | 0 g | 0 g |

# Vanilletraum

1. Das Puddingpulver mit ca. 6 EL Milch glatt rühren. Die übrige Milch zum Kochen bringen und das angerührte Pulver einrühren. Den Pudding unter kräftigem Rühren mindestens 1 Minute auf kleiner Flamme kochen lassen, bis er dick wird. Den Pudding vom Herd nehmen, das Reismalz einrühren und den Pudding kalt stellen.
2. Das Eiklar zu steifem Schnee schlagen, den Traubenzucker dazugeben und weiterschlagen.
3. Den erkalteten Vanillepudding mit dem Mixer cremig rühren.
4. Den Eischnee in Schalen verteilen und die Vanillecreme darauf geben.

**Zutaten für 3 Portionen:**

*1 Pkg. Puddingpulver Vanille*
*1/2 l ungezuckerte Sojamilch*
*2 EL Reismalz*
---
*1 Eiklar (Eiweiß)*
*2 EL Traubenzucker*

**Nährwerte pro Portion:**

| | |
|---|---|
| Kalorien | 177 |
| Eiweiß | 7,5 g |
| Kohlenhydrate | 28,3 g |
| Fett | 3,5 g |
| Fruktose | 0 g |
| Laktose | 0 g |

# Weiße Rosen

**Zutaten für 38 Stück:**

*1 Pkg. Blätterteig*
*100 g Traubenzucker*
*2 Pkg. Vanillezucker*

1. Blätterteig aufrollen und parallel zur Breitseite in 1 cm breite Streifen schneiden. Streifen spiralig eindrehen und jede Spirale kreisförmig zu einer „Rose" legen.
2. Die Rosen auf ein mit Backpapier vorbereitetes Backblech geben und im vorgeheizten Rohr bei 200 °C ca. 15 Minuten backen.
3. Anschließend das Gebäck im Traubenzucker-Vanillezucker-Gemisch wälzen.

**Tipp:**

- Wer Vanillezucker nicht verträgt, soll lieber Vanilleschoten verwenden. Dafür das Mark der Vanilleschote herausschaben, mit Traubenzucker vermengen und ca. 1 Woche in einem luftdicht verschlossenen Gefäß stehen lassen.

**Nährwerte pro Stück:**

| | |
|---|---|
| Kalorien | 49 |
| Eiweiß | 0,4 g |
| Kohlenhydrate | 5,6 g |
| Fett | 2,8 g |
| Fruktose | 0 g |
| Laktose | 0 g |

# Zitronenpolster

1. Aus dem Blätterteig ca. 5 cm große Quadrate ausradeln und im vorgeheizten Rohr bei 220 °C ungefähr 15 Minuten backen.
2. Die gebackenen Quadrate auskühlen lassen.
3. Traubenzucker mit Zitronenaroma und Zitronensaft gut verrühren. Die Scheiben damit bestreichen und sofort mit den Nüssen bestreuen.

**Tipp:**

- Vorsicht, die Glasur trocknet rasch!

**Zutaten für 35 Stück:**

*1 Pkg. Blätterteig*
*150 g Traubenzucker*
*Zitronenaroma*
*4 EL Zitronensaft*
*3 EL gehackte Nüsse*

**Nährwerte pro Stück:**

| | |
|---|---|
| Kalorien | 65 |
| Eiweiß | 0,7 g |
| Kohlenhydrate | 7,3 g |
| Fett | 3,7 g |
| Fruktose | 0 g |
| Laktose | 0 g |

# Index Rezepte

## Literatur

Biesalski HK, Fürst P, Kasper H, Kluthe R, Pölert W, Puchstein Ch, Stählin HB.
**Ernährungsmedizin.**
Georg Thieme Verlag, Stuttgart, 1999

Elmadfa I, Leitzmann C.
**Ernährung des Menschen.**
Verlag Eugen Ulmer, Stuttgart, 1998

Kasper H.
**Ernährungsmedizin und Diätetik.**
Verlag Urban & Fischer, München, 2000

Jäger L, Wüthrich B.
**Nahrungsmittelallergien und -intoleranzen. Immunologie, Diagnostik, Therapie, Prophylaxe.**
Verlag Urban & Fischer, München, 2001

Ledochowski M, Bair H, Fuchs D.
**Laktoseintoleranz.**
J. Ernährungsmedizin, 1/2003; 7-13

Wüthrich B.
**Nahrungsmittel und Allergie. Immunologische Grundlagen, Diagnostik, Klinik, Kasuistiken, Prävention und Therapie.**
Dustri-Verlag, München, 1996

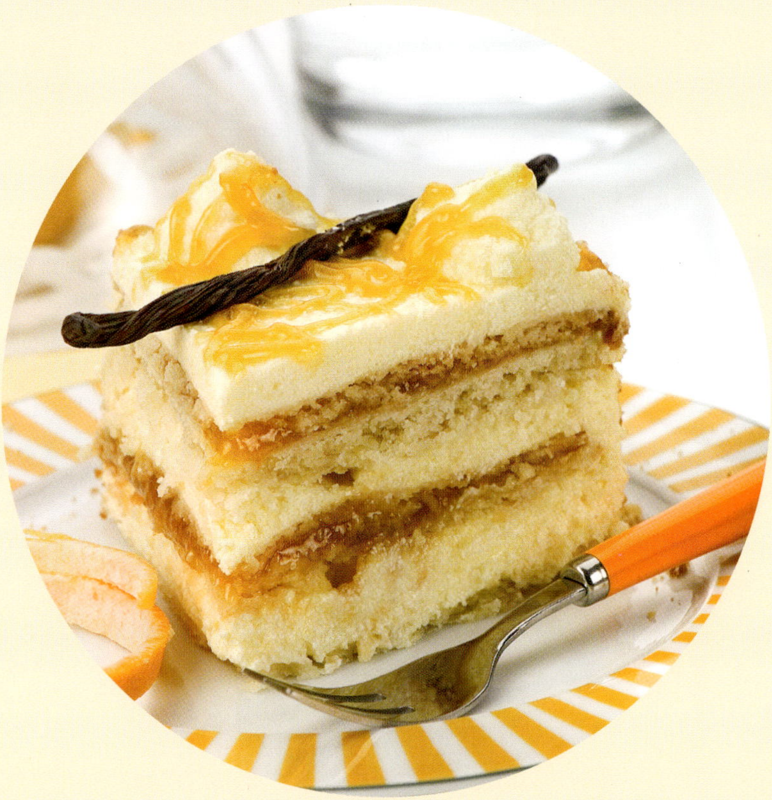